Pneumologisches Kolloquium 5

Pneumologisches Kolloquium 5

Glukokortikosteroide in der Pneumologie

Herz-Lungen-Transplantation

Herausgegeben von

P. Dorow und R. Hetzer

mit Beiträgen von

G. M. Cochrane, Ch. Coméra, J. D. Cooper, J. P. Couetil, P. Dorow, H. Fabel, R. J. Ginsberg, M. Goldberg, K.-J. Gräf, R. Grossman, R. Hetzer, T. W. Higgenbottam, H. Matthys, V. Maurer, J. Meier-Sydow, G. A. Patterson, F. G. Pearson, B. A. Reitz, B. Rothhut, F. Russo-Marie, M. Rust, W. Schmutzler, S. Schüler, J. P. Scott, S. Serrano-Fiz, S. Thalhofer, T. R. Todd, U. Wahn, J. Wallwork

Walter de Gruyter
Berlin · New York 1990

Professor Dr. med. P. Dorow
Abteilung für Pneumologie,
Universitätsklinikum Rudolf Virchow,
Standort Charlottenburg,
Spandauer Damm 130
1000 Berlin 19

Professor Dr. med. R. Hetzer
Deutsches Herzzentrum Berlin
Augustenburger Platz 1
1000 Berlin 65

Das Buch enthält 15 Abbildungen und 17 Tabellen.

CIP-Titelaufnahme der Deutschen Bibliothek

Glukokortikosteroide in der Pneumologie, Herz-Lungen-Transplantation / [7. Charlottenburger Pneumolog. Gespräch]. Hrsg. von P. Dorow u. R. Hetzer. Mit Beitr. von G. M. Cochrane ...
– Berlin ; New York : de Gruyter, 1990
(Pneumologisches Kolloquium ; 5)
ISBN 3-11-012374-6
NE: Dorow, Peter [Hrsg.]; Cochrane, G. M. [Mitverf.]; Charlottenburger Pneumologisches Gespräch <07, 1988>; Pneumologisches Kolloquium: Pneumologisches Kolloquium

Satz und Druck: Arthur Collignon GmbH, Berlin. – Bindung: Dieter Mikolai, Berlin.

Vorwort

Am 14. Mai 1988 fand das 7. Charlottenburger Pneumologische Gespräch statt, welches unter dem Thema – Glukokortikosteroide in der Pneumologie – Lungentransplantation – stand. Von über 260 Teilnehmern – Pneumologen, Internisten, Chirurgen, Pharmakologen, Anästhesisten – wurde versucht, eine Bestandsaufnahme in Immunologie, Pharmakologie und Stellenwert der Glukokortikosteroide in der Pneumologie zu erreichen.
W. Schmutzler ging auf die immunologischen Grundlagen und pharmakologischen Effekte der Glukokortikosteroide ein. Besonderes Interesse fanden hier neue Untersuchungsergebnisse über Interaktionen zwischen Glukokortikosteroiden und körpereigenen Makrophagen sowie Makrophagen-Mediatoren. W. Rothhut beschrieb die entzündungshemmenden Eigenschaften der Glukokortikosteroide. Auf die Bedeutung der Entzündung in der Entwicklung des Asthma bronchiale ging M. Cochrane ein. Matthys und Fabel berichteten über die Indikation für eine systemische und topische Glukokortikosteroid-Therapie, U. Wahn ging kritisch auf den Stellenwert der Steroide in der Behandlung des kindlichen Asthma bronchiale ein. Die Präsentation von Graef war auf die Nebenwirkung einer Langzeit-Therapie mit Glukokortikosteroiden gerichtet.
Mit dem zweiten Thema wurde versucht, eine Bestandsaufnahme über die heutigen Möglichkeiten einer Herz-Lungen-Transplantation zu erreichen. Meyer-Sydow ging zunächst auf die Diagnostik und therapeutischen Möglichkeiten bei Lungenfibrosen ein. Reitz, Wallwork und Ginsberg berichteten über ihre Erfahrungen mit Herz-Lungen- und Lungen-Transplantationen.
Das 7. Charlottenburger Pneumologische Gespräch hatte sich zwei außerordentlich attraktive Themen zum Gegenstand gemacht. Referate und Diskussion zeigten, daß gerade von klinischer Seite die Aktualität dieser Problematik voll aufgegriffen worden ist. Mit dem vorliegenden Buch „Pneumologisches Kolloquium 5“ sollen die Ergebnisse dieser Tagung einem größeren Leserkreis zugänglich gemacht werden.
Wir möchten unseren Dank an all jene Kolleginnen und Kollegen aussprechen, die zum Erfolg des 7. Charlottenburger Pneumologischen Gespräches beigetragen haben, insbesondere natürlich den Rednern und auch den Teilnehmern in der Diskussion.

P. Dorow R. Hetzer

Inhalt

Verzeichnis der erstgenannten Autoren

Prof. Dr. G. M. Cochrane
GUY's Hospital, Department of Thoracic Medicine, St. Thomas Street, London SE 1 9RT

Prof. Dr. R. J. Ginsberg
Mount Sinai Hospital, Department of Thoracic Surgery, University Toronto, 600 University Avenue, Toronto M5 G15, SW 451 Ontario Canada

PD Dr. K.-J. Gräf
Abteilung für Innere Medizin, Medizinische Poliklinik, Universitätsklinikum Rudolf Virchow, Standort Charlottenburg, Spandauer Damm 130, 1000 Berlin 19

Prof. Dr. H. Fabel
Abteilung Pneumologie, Medizinische Klinik der Medizinischen Hochschule im Krankenhaus Oststadt, Podbielskistr. 380, 3000 Hannover 51

Prof. Dr. H. Matthys
Abteilung Pulmologie, Klinikum der Albert-Ludwigs-Universität Freiburg, Medizinische Klinik und Poliklinik, Hugstetter Str. 55, 7800 Freiburg i. B.

Prof. Dr. J. Meier-Sydow
Zentrum für Innere Medizin, Abteilung für Pneumologie, J.-W.-Goethe-Universität, Theodor-Stern-Kai 7, 6000 Frankfurt 70

Prof. Dr. B. A. Reitz
John Hopkins Hospital, Department of Surgery, 618 BlaLock Building, 600 N Wolfe Street, Baltimore MD21205, USA

Dr. B. Rothhut
Inserm U. 129, Unité de Recherches en Génétique et Pathologie Moléculaires, 24, Rue du Faubourg Saint-Jacques, 75674 Paris, Cedex 14

Prof. Dr. W. Schmutzler
Medizinische Fakultät der Rheinisch-Westfälischen Technischen Universität, Pharmakologie und Toxikologie, Reimser Str. 16, 5100 Aachen

Prof. Dr. J. P. Scott
Papworth Hospital, Papworth Everard, Cambridge CB3 8RE, UK.

Prof. Dr. U. Wahn
Universitäts-Kinderklinik und Polikinik, Klinikum Rudolf Virchow, Standort Charlottenburg, Spandauer Damm 130, 1000 Berlin 19

Immunologische Grundlagen der Glukokortikoid-Therapie

W. Schmutzler

Wir sind gewohnt, bei der Diskussion von Arzneimitteln zwischen Haupt- und Nebenwirkungen zu unterscheiden. Bei kaum einer anderen Gruppe von Pharmaka wird jedoch so deutlich wie bei den Nebennierenrindensteroiden, wie problematisch diese Unterscheidung ist, denn die gleichen Wirkungen, die man unter bestimmten Umständen wünscht und nutzt, können unter anderen Bedingungen unerwünscht oder sogar gefährlich sein (Tab. 1). Als Beispiel sei genannt die zur Immunsuppression genutzte Proliferationshemmung bestimm-

Tabelle 1

Erwünscht (bzw. therapeutisch genutzt)	Unerwünscht
Substitution der NNR-Insuffizienz	NNR-Depression
Leberglykogen ↑	Leberglykogen ↑
Blutzucker ↑	Blutzucker ↑
Insulinempfindlichkeit ↓	Insulinempfindlichkeit ↓
Glukoneogenese ↑	Glukoneogenese ↑
Lipolyse ↑	Neg.-N-Bilanz, Osteoporose
	Fett-Umverteilung
Normalisierung von Elektrolyt- u. Wasserhaushalt	Hypokaliämie
Normalisierung von Blutdruck, Kapillar-, Arteriolen- u. Myokardfunktion	Na- u. Wasserretention
Erregbarkeit des ZNS ↑	Unruhe, Schlaflosigkeit, Angst,
Euphorie, gesteigerte motorische Aktivität	Depression (Psychose)
Kontrollle des Lymphgewebes	Eosinopenie, Granulozytose
Immunsuppression	Infektanfälligkeit
Entzündungshemmung	Verzögerte Wundheilung

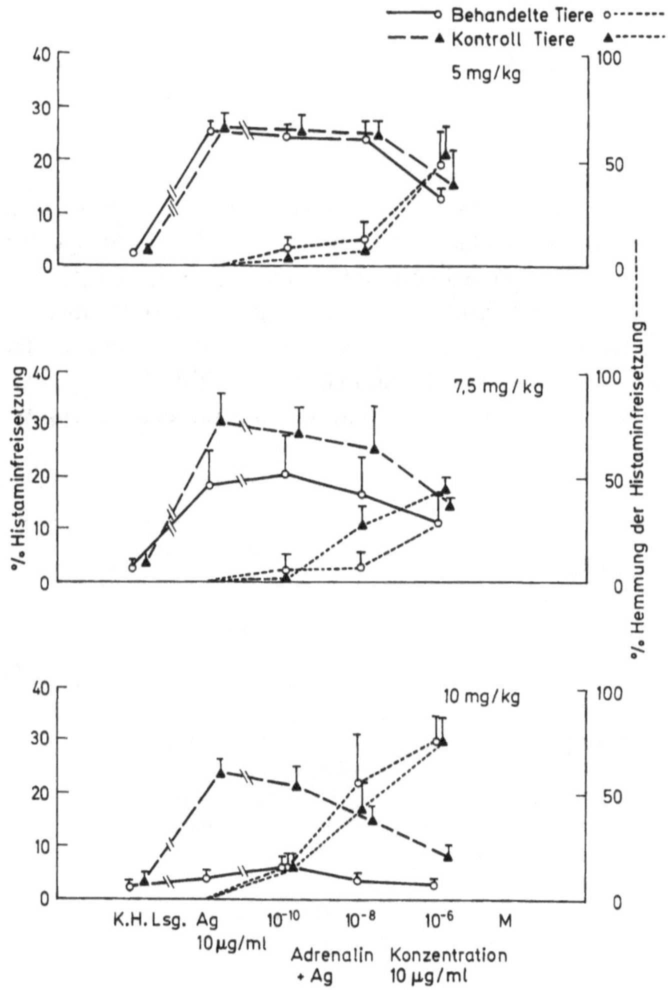

Abb. 1 Einfluß von Adrenalin in vitro auf die allergische Histaminfreisetzung in Prozent des Gesamthistamingehaltes der Lungen im Lungengewebe aktiv sensibilisierter Meerschweinchen 18 Stunden nach i. m.-Injektion von 5 oder 7,5 oder 10 mg/kg Hydrokortison (21-Phosphorsäurediester-Na-Salz) o – – – o oder dem entsprechenden Volumen physiol. Kochsalzlösung ▲ – – – – ▲. Prozentuale Hemmung der allergischen Histaminfreisetzung durch Adrenalin (x + sx) – – – –

K. H. = Krebs-Henseleit-Lösung allein (Kontrolle)

Ag = Antigen Ovalbumin

ter Subtypen von T-Lymphozyten, die andererseits vermehrte Infektanfälligkeit und Tumorwachstum begünstigen kann [25c].

Der vorliegende Beitrag soll sich vor allem mit den Glukokortikoid-Wirkungen befassen, die hemmende oder modulierende Einflüsse auf entzündliche Vorgänge oder Immunmechanismen besitzen.

Wir haben heute mit 5 wesentlichen molekularen Theorien der Glukokortikoid-Wirkung zu tun:

1. Die *Stabilisierung von Biomembranen*, besonders von Lysosomen-Membranen. Diese ist unspezifisch, denn sie läßt sich auch an künstlichen (Liposomen-) Membranen demonstrieren und ist an sehr hohe Dosen gebunden (> 10^{-5}M). Sie läßt sich auch nicht durch kompetitive Steroid-Antagonisten oder durch Hemmstoffe der RNS- oder Proteinsynthese beeinflussen.

2. *Normalisierung einer herabgesetzten β-Sympatomimetika-Empfindlichkeit.* Dieses Phänomen ist vielfach untersucht und von vielen bestätigt worden und beruht auf einer „up-regulation" genannten Vermehrung von beta-, insbesondere $beta_2$-Rezeptoren auf einer Vielzahl von Zellen einschließlich glatter Muskelzellen und Lymphozyten. Bis heute weiß allerdings niemand, welches Gewicht dieses Phänomen für die therapeutische Anwendung der Glukokortikoide besitzt.

Die Normalisierung der β-adrenergen Empfindlichkeit, die sich in entsprechenden cAMP-Bildungsvermögen widerspiegelt, fand vor allem unter dem Eindruck von Szentivanys gut begründeter β-adrenergen Theorie der atopischen Abnormalität beim Asthma bronchiale (Abb. 1) sehr viel Aufmerksamkeit.

Diese Theorie war auch Anlaß für entsprechende Studien unseres eigenen Laboratoriums. Sie zielten auf die Beziehungen zwischen der Wirkung von

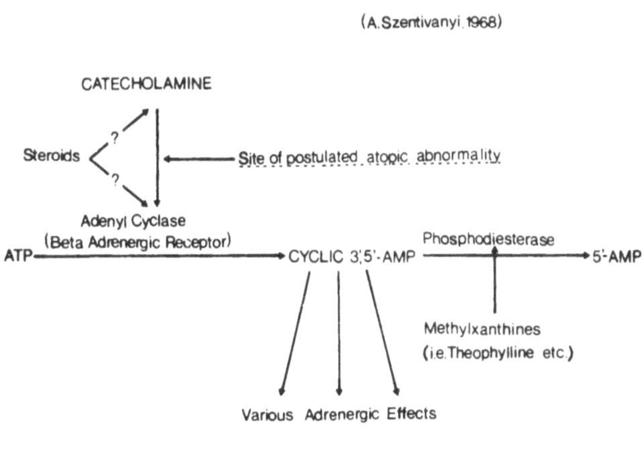

Abb. 2 Schematische Darstellung der beta-adrenergen Theorie der atopischen Abnormalität beim Asthma bronchiale (A. Szentivayi, 1968)

Glukokortikoiden und der cAMP-Bildung ab. Dies lag auf der Hand, da erst kürzlich die Hemmung der Mediatorfreisetzung durch Katecholamine über das intrazelluläre cAMP an menschlichen basophilen Granulozyten und Meerschweinchenlunge nachgewiesen worden war.
Wir kamen dabei zu folgenden Schlußfolgerungen: Eine Vorbehandlung der Tiere mit Hydrokortison (Phosphatdiester-Na-Salz) 1 Stunde vor dem Experiment bewirkte weder einen verstärkten Effekt von Adrenalin auf die cAMP-Bildung in der Lunge noch führte sie zu einer verbesserten Hemmung der Histamin-Freisetzung durch Adrenalin. Wurde das Hydrokortison 18 Stunden vor dem Versuch gespritzt, fand sich eine verbesserte Adrenalin-Wirkung auf cAMP-Spiegel und Hemmung der Histamin-Freisetzung, jedoch zusätzlich ein cAMP- unabhängiger, aber dosisabhängiger Effekt des Hydrokortisons. Wir schlossen daraus auf einen indirekten Effekt des Glukokortikoids ohne essentielle Beteiligung des cAMP-Systems (Abb. 2).
3. Bildung *intrazellulärer Steroid-Rezeptor-Komplexe* mit Einfluß auf die Synthese von Proteinen und deren post-translationale Prozessierung (Abb. 3). Es handelt sich hierbei um die seit langem bekannte Induktion von Enzymen des Kohlenhydrat- und Aminosäurestoffwechsels, wie z. B. Glukose-6-Phosphatase oder Threonindehydratase u. a. Man weiß heute, daß diese Induktion nicht über Rezeptoren an der Zelloberfläche verläuft sondern über intrazelluläre Rezeptoren [11,17].

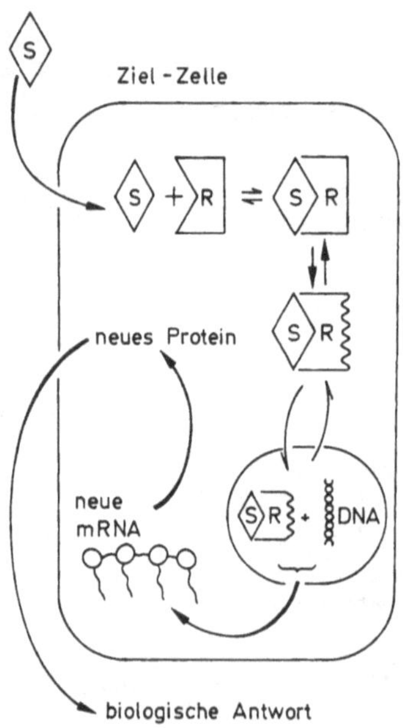

Abb. 3 Schematische Darstellung der intrazellulären Steroid-Rezeptoren

Deren Existenz ist mittlerweile sehr gut gesichert. Anhand des Modelles der Glukokortikoid-induzierten Produktion von Retroviren in Mammatumoren der Maus ist inzwischen auch genau ermittelt, wie Steroide einen regulierenden Einfluß auf die Gentranskription ausüben können. Die Induktion viraler RNS ist schnell und unabhängig von nebenher ablaufender Proteinsynthese. Die Fähigkeit, MMTV-RNS zu induzieren, besitzen die Glukokortikoide in einer Reihe von anderen Zelltypen sehr verschiedener Spezies [20].

4. *Hemmung der Phospholipase A2* durch Glukokortikoide. Die ersten Berichte hierzu haben viel Aufsehen erregt. Das Enzym war seit 1971 [18 a] als Schlüsselenzym für die Generation von Arachidonsäure aus Membranphospholipiden bekannt. Seit 1979 weiß man, daß in der Meerschweinchenlunge und in neutrophilen Granulozyten des Kaninchens dies nicht auf einer direkten Hemmung der Phospolipase A_2 durch Glukokortikoide beruht, sondern auf der Glukokortikoid-induzierten Synthese von Phospholipase A_2 inhibierenden Proteinen [4–8, 14, 24]. Diese spielen als „second messengers" der Glukokortikoid-Wirkung vermutlich die entscheidende Rolle bei der Wirkung von Glukokortikoiden auf entzündliche und immunologische Prozesse. Ob dies in allen Fällen über eine Hemmung der Phospholipase A_2 und damit eine Modulierung von Membransignalen verläuft, ist bisher noch nicht vollständig geklärt.

Die Glukokortikoid-induzierten, inhibitorischen Proteine werden heute allgemein als „Lipokortine" bezeichnet [9, 10, 26].

Macrokortin z. B. ist ein Peptid vom Molekulargewicht 16000 [3]. Höhermolekulare Proteine mit Phospholipase A_2 inhibierenden Eigenschaften wurden später gefunden, darunter eines, dessen Bedeutung für die Regulation der Thrombozyten-Proliferation mittlerweile etabliert wurde, das Lipomodulin (MW 40 000) [12, 13, 16]. Ein anderes, der Glykosylierung-hemmende Faktor (GIF) mit einem Molgewicht von 15–16 Kilo Dalton wird durch Glukokortikoide in Lyt 2_+ $I-J_+$ T-Zellen, d. h. in einer bestimmten Subklasse von T-Lymphozyten sowie in Makrophagen induziert und verhält sich wie ein Fragment von phosphoryliertem Lipomodulin [18–21]. Dieser Faktor scheint eine Bedeutung für die Regulation der IgE-Synthese und damit für eine allergische Reaktionslage zu besitzen, vielleicht auch für die Normalisierung der bei atopischer Dermatitis vermehrten Zahl von F_c-Rezeptor-positiven Lymphozyten, denen eine wichtige Rolle bei der „late-phase-reaction" zugeschrieben wird. Diese Phospholipase A_2-inhibierenden Proteine spielen vermutlich auch bei rheumatischen Erkrankungen eine große Rolle [22, 23], denn bei Patienten mit rheumatischen Erkrankungen wurden Autoantikörper gegen die Phospholipase A_2-inhibierenden Proteine gefunden [15].

5. Schließlich werden noch *extrazelluläre Steroid-Rezeptor-Komplexe* diskutiert, deren Funktion allerdings noch sehr hypothetisch ist. Man weiß schon sehr lange, daß Glukokortikoide – wenn diese nur an den Ort des Geschehens gelangen – nahezu jeden chronischen, entzündlichen oder allergischen Prozeß

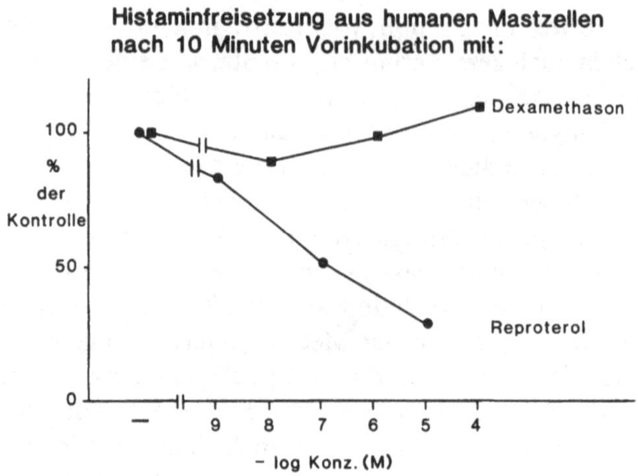

Abb. 4 Einfluß von Dexamethason und Reproterol auf die Concanavalin A induzierte Histaminfreisetzung aus humanen Mastzellen (isoliert aus adenoiden Geweben), Mittelwerte aus je 5 Versuchen (eigene Daten)

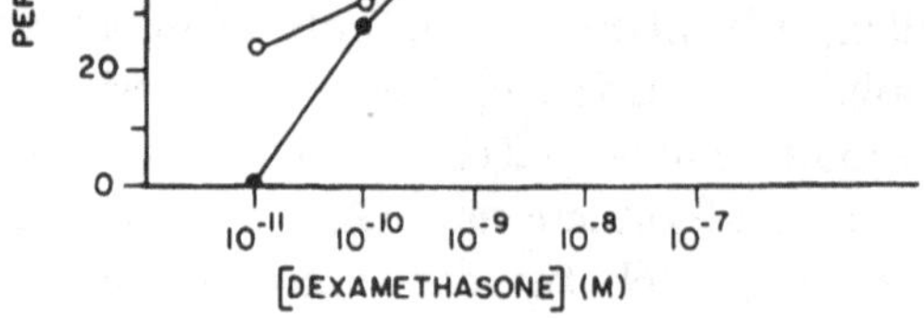

Abb. 5 Hemmung der Freisetzung von Histamin (○– – –○) und Leukotrien C4 (●– – –●) aus anti-IgE-stimulierten menschlichen basophilen Granulozyten durch Dexamethason [25 b]

zur Ruhe bringen, daß dies jedoch Stunden oder sogar Tage bis zur vollen Wirkung erfordert.

Wenn man humanen Mastzellen für 10 min. mit einem β-Sympathomimetikum oder mit einem Glukokortikoid vorinkubiert, sieht man, daß das Sympathomimetikum (hier: Reproterol) eine dosisabhängige Histaminfreisetzung bewirkt, während das Glukokortikoid (Dexamethason) völlig unwirksam bleibt (Abb. 4). Zu anderen Resultaten kamen Schleimer u. Mitarb. [25c], die nach 1stündiger Inkubation eine dosisabhängige Hemmung der Histamin- und Leukotrienfreisetzung aus humanen basophilen Granulozyten fanden (Abb. 5). Es ist hier vermutlich nicht so sehr der Unterschied der Inkubationszeit bedeutsam, da die Gewebsmastzellen auch nach 1 Stunde noch keine deutliche Hemmwirkung des Glukokortikoids offenbaren, sondern vor allem der Unterschied des Zelltyps.

Es ist seit langem bekannt, daß Asthmatiker erst im Verlaufe von Stunden mit einer deutlichen Verbesserung der Lungenfunktion nach Gabe einer Einzeldosis eines Glukokortikoids rechnen können.

Man weiß heute, daß die Glukokortikoidwirkung vor allem der Spätphase, der sogenannten „late phase reaction“ zugute kommt [25a], weil sie das entzündliche Zellinfiltrat, die Bronchokonstriktion, die Hypersekretion des Mucus, die gesteigerte Epithelpermeabilität, die Epithelzerstörung und die Ödembildung hemmt, weil sie den Arachidonsäure-Metabolismus reduziert und den β-adrenergen Tonus steigert (Abb. 6).

Im Zusammenhang mit dem Entzündungsprozeß findet neuerdings der Makrophage besonderes Interesse, und zwar deshalb, weil er nicht nur durch eine Fülle immunologischer und pharmakologischer Stimuli zur Aktivität gebracht werden kann, sondern auch durch seine ureigenste physiologische Funktion, das Fressen. Dabei gibt er seinerseits eine ganze Reihe von Stoffen ab, die andere Zellen stimulieren und zu einer Beteiligung an einem entzündlichen Geschehen bringen können. Nun gibt es auch bei den Makrophagen zahlreiche Subtypen, die mit der Unterteilung von residenten und entzündlichen Makrophagen nur unzulänglich beschrieben sind. Welcher von diesen Mediatoren, die von Makrophagen synthetisiert werden, am wichtigsten sind (die Sauerstoffradikale, die Prostaglandine, die Leukotriene, Komplementfaktoren oder Interleukin I), ist außerordentlich schwer zu entscheiden. Bekannt ist, daß Interleukin I eine ungeheure Vielfalt von Wirkungen an anderen Zellen entfalten kann, die es heute zu einem außerordentlich wichtigen Mediator der Entzündung macht.

Es ist nun bekannt, daß die Bildung und Freisetzung aller aktivierungsabhängigen Makrophagen-Mediatoren durch Glukokortikoide unterdrückt werden können. In diesem Zusammenhang ist besonders interessant, daß Zwadlo u. Mitarb. [27] die Hemmwirkung der Glukokortikoide auf ganz bestimmte Subtypen von Makrophagen beschränkt fanden. Man stellt sich vor, daß das Glukokortikoid-induzierte Lipokortin die Aktivität der Proteinkinase hemmt, die intrazellulär für die Ausführung der spezifischen Zelleistung verantwortlich ist. In allen Systemen, in denen eine Vielzahl von Mediatoren im Spiele sind – und das gilt besonders für entzündliche und immunologische Mechanismen – hat man mit einem Netzwerk fein abgestimmter positiver und negativer

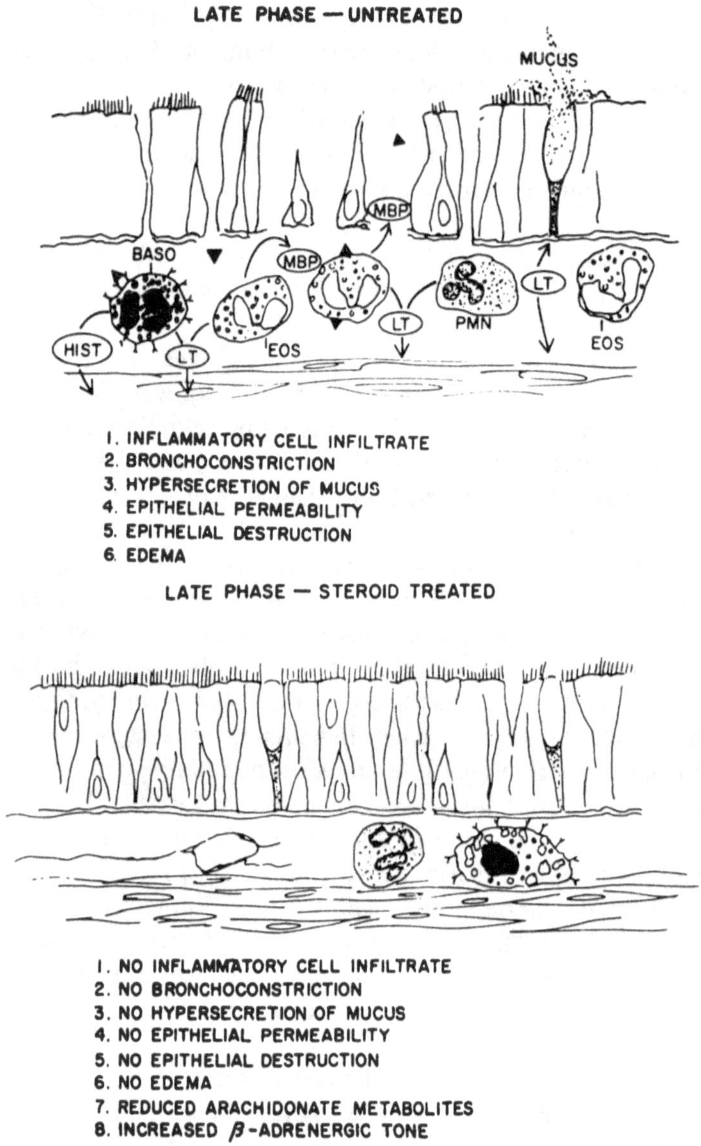

Abb. 6 Einfluß von Nebennierenrinden-Steroiden auf die allergische „late phase“-Reaktion [25 a]

„feedback“-Mechanismen zu rechnen. Die Glukokortikoide können als einzige Substanzklasse Ruhe in das gesamte Geschehen bringen, allerdings nur um einen doppelten Preis:

1. Man braucht Zeit, mindestens ein paar Stunden. Deshalb sind Glukokortikoide zur Behandlung aller lebensbedrohlichen Prozesse, die innerhalb weniger Minuten ablaufen, wie etwa dem anaphylaktischen Schock, ungeeignet.
2. Es besteht die Gefahr von erheblichen Nebenwirkungen, wenn man dem Patienten diese Ruhe über längere Zeit erhalten will oder muß und dabei an bestimmte Mindestdosen gebunden ist. Hier sei noch einmal daran erinnert, daß „hoch" alle Glukokortikoid-Dosen sind, die das Äquivalent von 20 mg Kortisol der täglich physiologischerweise aus den Nebennierenrinden sezernierten Menge Kortisol übersteigen.

Literatur

[1] Besedovsky, H., A. Del Rey, E. Sorkin et al.: Immunoregulatory Feedback between Interleukin 1 and Glucocorticoid Hormones. Science **233** (1986) 652–654.

[2] Besedovsky, H., A. Del Rey, E. Sorkin: Immune-Neuroendrocrine Interactions. J. Immunol. **135**, 2 [Suppl.] (1985) 750 s – 754 s.

[3] Blackwell, G. J., R. Carnuccio, M. Di Rosa et al.: Macrocortin: a polypeptide causing the anti-phospholipase effect of glucocorticoids. Nature **287** (1980) 147–149.

[4] Blackwell, G. J., R. Carnuccio, M. Di Rosa et al.: Glucocorticoids induce the formation and release of anti-inflammatory and anti-phospholipase proteins into the peritoneal cavity of the rat. Br. J. Pharmacol. **76** (1982) 185–194.

[5] Blackwell, G. J., R. Carnuccio, M. Di Rosa et al.: Suppression of Arachidonate Oxidation by Glucocorticoid-Induced Antiphospholipase Peptides. In: Advances in Prostaglandin, Thromboxane, and Leukotriene Research, Band 11 (Hrsg. B. Samuelsson, R. Paoletti, P. Ramwell), 65–71, Raven Press, New York 1983.

[6] Cloix, J. F., O. Colard, B. Rothhut et al.: Characterization and partial purification of ‚renocortins': two polypeptides formed in renal cells causing the anti-phospholipase-like action of glucocorticoids. Br. J. Pharmacol. **79** (1983) 313–321.

[7] Di Rosa, M., R. J. Flower, F. Hirata et al.: Anti-phospholipase proteins (Nomenclature Announcement) Prostaglandins **28**, 4 (1984) 441–442.

[8] Flower, R. J., The mediators of steroid action. Nature **320** (1986) 20/3.

[9] Flower, R. J., Background and discovery of lipocortins Agents Actions **17**, 3/4 (1985) 255–262.

[10] Flower, R. J., The Lipocortins and Their Role in Controlling Defense Reactions. In: Adv. in Prostaglandins, Thromboxane, and Leukotriene Research, Band 15 (Hrsg. O. Hayaishi, S. Yamamoto) 201–203. Raven Press, New York 1985.

[11] Hers, H. G., Effects of glucocorticoids on carbohydrate metabolism. Agents and Actions **17** (1985) 248–254.

[12] Hirata, F.: Lipomodulin: a possible mediator of the action of glucocorticoids. In: Advances in Prostaglandin, Thromboxane, and Leukotriene Research, Band 11 (Hrsg. B. Samuelsson, R. Paoletti, P. Ramwell) 73–78. Raven Press, New York 1983.

[13] Hirata, F., Y. Notsu, R. Yamada et al.: Isolation and characterization of lipocortin (lipomodulin) Agents Actions **17** (1985) 263–266.

[14] Hirata, F., E. Schiffmann, K. Venkatsubramanian et al.: A Phospholipase A_2 Inhibitory Protein in Rabbit Neutrophils induced by Glucocorticoids. Proc. Natl. Acad. Sci. USA **77** (1980) 2533–2536.

[15] Hirata, F., R. del Carmine, C. A. Nelson et al.: Presence of autoantibody for phospholipase inhibitory protein, lipomodulin, in patients with rheumatic diseases. Proc. Natl. Acad. Sci. USA **78** (1981) 3190–3194.

[16] Hirata, F., The Regulation of Lipomodulin, a Phospholipase Inhibitory Protein, in Rabbit Neutrophils by Phosphorylation J. Biol. Chem. **256** (1981) 7730–7733.

[17] Ialenti, A., A. Calignano, R. Carnuccio et al.: Glucocorticoid induction of angiotensin converting enzyme. Agents Actions **17** (1985) 294–295.

[18] Kelso, A., A. Munck: Glucocorticoid Inhibition of Lymphokine Secretion by Alloreactive T Lymphocyte Clones. J. Immunol. **133**, 2 (1984) 784–791.

[18a] Kunze, H., W. Vogt: Significance of phospholipase A for prostaglandin formation. Ann. N. Y. Acad. Sci. **180** (1971) 123–125.

[18b] Marom, Z., J. Shelhamer, D. Alling et al.: The effects of corticosteroids on mucous glycoprotein secretion from human airways in vitro. Am. Rev. Respir. Dis. **129** (1984) 62–65.

[19] Snyder, D. S., E. R. Unanue: Corticosteroids inhibit Murine Macrophage Ia Expression and Interleukin-1 Production. J. Immunol. **129**, 5 (1982) 1803–1805.

[20] Miesfeld, R., S. Okret, A. C. Wikström et al.: Characterization of a steroid hormone receptor gene and mRNA in wild-type and mutant cells. Nature **312** (1984) 779–781.

[21] Miyabe, S., R. W. Harrison: In vivo activation and Nuclear Binding of the AtT-20 Mouse Pituitary tumor cell Glucocorticoid receptor. Endocrinology **112** (1983) 2174–2180.

[22] Parente, L., M. Di Rosa, R. F. Flower et al.: Relationship between the anti-phospholipase and anti-inflammatory effects of glucocorticoid-induced proteins. Eur. J. Pharmacol. **99** (1984) 233–239.

[23] Parente, L., M. F. Fitzgerald, R. J. Flower et al.: The effect of glucocorticoids on lyso-PAF formation in vitro and in vivo. Agents Actions **17** (1985) 312–313.

[24] Rothhut, B., F. Russo-Marie, J. Wood et al.: Further characterization of the glucocorticoid-induced antiphospholipase protein ‚renocortin'. Biochem. Biophys. Res. Commun. **117** (1983) 878–884.

[25] Rousseau, G. G., C. G. van Bohemen: Effects of membrane-active compounds on Dexamethasone binding to the Glucocorticoid Receptor in intact cells. J. Steroid. Biochem. **20** (1984) 37–41.

[25a] Schleimer, R. P., The mechanisms of antiinflammatory steroid action in allergic diseases. Ann. Rev. Pharm. Tox. **25** (1985) 381–412.

[25b] Schleimer, R. P., D. A. Davidson, S. P. Petos et al.: Inhibition of human basophil leukotriene release by antiinflammatory steroids. Int. Arch. Allergy **77** (1985) 241–243.

[25c] Schmutzler, W.: Pharmakologie der Kortikosteroide. Atemwegs- u. Lungenkrh. **5** (1981) 277–282.

[26] Wallner, B. P., R. J. Mattaliano, C. Hession et al.: Cloning and expression of human lipocortin, a phospholipase A_2 inhibitor with potential anti-inflammatory activity. Nature **320** (1986) 77–81.

[27] Zwadlo, G., R. Voegeli, K. Schulze-Osthoff et al.: A monoclonal antibody to a novel differentiation antigen on human macrophages associated with the down-regulatory phase of the inflammatory process. Exp. Cell. Biol. **55** (1987) 295–304.

Lipocortine – neue Erkenntnisse ihrer Wirkung

B. Rothhut, Ch. Coméra, F. Russo-Marie

Einleitung

Die Entzündung stellt eine komplexe Reaktion an der Zellmembran mit Aktivierung von Phospholipase A_2 dar, die für die Bildung entzündungsfördernder Mediatoren wie Prostaglandine, Leukotrine und PAF-Azether eine Schlüsselrolle einnimmt. Die Aktivierung der Phospholipase A_2 in Entzündungszellen führt zur Freisetzung von Mediatoren, die ihrerseits andere Zellen reaktivieren. Glukokortikosteroide sind die am meisten angewandten entzündungshemmenden Medikamente. Untersuchungen ihres Wirkungsmechanismus führten zur Entdeckung der Lipocortine. Diese Hormone durchwandern die Plasmamembran und entfalten ihre intrazelluläre Wirkung durch Bindung an spezifische Rezeptoren. Der Komplex Enzym-Rezeptor tritt in Interaktion mit der zellulären DNS, die eine Transkription in mRNA und Transduktion in spezifische Proteine induziert, die teilweise für den entzündungshemmenden Effekt der Steroide verantwortlich sind [1]. Untersuchungen dieser Proteine führten zur Entdeckung und Reindarstellung einer Proteinfamilie, die man als Lipocortine bezeichnet.

Eine Reihe von Forschern hat sich mit dieser Proteinfamilie befaßt. Hirata et al. [2] beschrieben 1980 an neutrophilen Granulozyten des Kaninchens ein steroidinduziertes Protein, das sie „Lipomodulin" nannten. Flower, Di Rosa et al. [3] wiesen den gleichen Mechanismus an Rattenmakrophagen nach und sprechen von „Macrocortin". Unsere Arbeitsgruppe [4] benutzte kulturelle renomedulläre interstitielle Zellen der Ratte und favorisierte für den steroidinduzierten Faktor die Bezeichnung „Renocortin". Diese Proteine wurden sämtlich anhand ihrer biochemischen Eigenschaften (Molekulargewicht von 40 kDa, gespalten in kleine Fragmente von 30 und 15 kDa), biologischen Wirkungen (Hemmung der löslichen Phospholipase A_2 in vitro) und Regulation (Phosphorylation durch Proteinkinase) identifiziert [5]. Die Anwendung monoklonaler Antikörper gegen die verschiedenen Proteine leitete zu der Erkenntnis über, daß diese Faktoren immunologisch verwandt sein müssen [6], weshalb die Sammelbezeichnung „Lipocortin" allgemein akzeptiert wurde (kortikoidinduzierte Proteine und modulierende Phospholipide) [7].

Lipocortine sind konstitutive Proteine

Lipocortine wurden ursprünglich als Proteine beschrieben, die durch Steroide induziert und freigesetzt werden und die Phospholipase A_2 hemmen. Man fand sie anfänglich im Überstand behandelter Zellen oder in der Peritonealflüssigkeit. Der Nachweis von intrazellulären Lipocortinen [8] ohne Kortikosteroidbehandlung wirft neue Fragen nach der Wirkungsweise dieser Hormone auf. Unter Anwendung monoklonaler Antikörper gegen Lipocortin von der Ratte vermochten wir immunopräzipitierende Proteine innerhalb von Kontrollzellen nachzuweisen, was die Existenz von endogenen Lipocortinen beweist. Dabei könnte es sich um eine steroidinduzierte „de novo" Proteinsynthese handeln. Diese Proteine werden dann von der Zelle abgegeben und besitzen eine ausgeprägte Spezifität, Phospholipase A_2 zu hemmen.

Reinigung, Regulation und Sequenz der Lipocortine

Kürzlich wurden Lipocortin I [9] und ein davon unterschiedliches Protein Lipocortin II [10] biogen kloniert und sequenziert. Beide Proteine zeigten ähnliche biochemische Eigenschaften, die Antiphospholipase-A_2-Wirkung. Mit Hilfe einer Peptidkartierung, der Aminosäuresequenz und der immunologischen Analyse hat man Lipocortin I (oder p35) als das Substrat des EGF-Rezeptor-Tyrosin-Kinase von A431 Zellen identifiziert [11]. Gleichfalls hat man Lipocortin II (oder p36) als das Substrat der retroviralkodierten Tyrosinkinase $pp60^{src}$ [10, 12] determiniert. Beide Proteine weisen eine 50%ige Sequenzhomologie auf, werden von 2 verschiedenen Genen kodiert, wobei lediglich die mRNS-Konzentration des Lipocortin I nach Glukokortikosteroidbehandlung ansteigt. Gleichzeitig haben andere Arbeitsgruppen die Aminosäuresequenz von Calpactin publiziert (ein Protein des Zytoskeletts, das eine kalziumabhängige Interaktion mit Aktin erkennen läßt) [13]. Der Vergleich der verschiedenen Aminosäuresequenzen brachte die Erkenntnis, daß Lipocortin I und II identisch sind. Darüber hinaus zeigen weitere kalziumgebundene Proteine, die der Zellmembran anhaften, eine Sequenzhomologie mit Lipocortin I und II [14]. Damit existiert eine Proteinfamilie mit folgenden gemeinsamen Eigenschaften: Sie sind reversibel, kalziumabhängig an biologische Membranen gebunden, hemmen Phospholipase A_2 und enthalten eine stabile identische Sequenz von 17 Aminosäuren [15]. In der Literatur findet man unterschiedliche Bezeichnungen für diese Proteinfamilie: Calelectrin [16], Endonexin [17], p68/p70 [18], Protein I und II [19], Synexin [20], Chromobindin [21], Calcimedin [22], Annexin [23]. Der Einfachheit halber werden diese Proteine hier als Lipocortine bezeichnet.

Wirkungsweise der Lipocortine

Wir haben uns mit der Reindarstellung der Lipocortine humaner mononuklearer Zellen beschäftigt. Durch eine kalziumabhängige Bindung an biologische Membranen waren wir in der Lage, 6 Proteine mit Lipocortin-ähnlichen Wirkungen rein darzustellen [24, 25]. Unter diesen Proteinen könnte nach immunologischen und biologischen Kriterien ein 32 kDA Lipocortin charakterisiert und identifiziert werden. Dasselbe hemmt dosisabhängig die gelöste Phospholipase A_2. Dies gilt nur unter der Voraussetzung, daß *niedrige* Konzentrationen von *negativ* geladenen Phospholipiden als Substrat verwendet wurden. Man kann vermuten, daß es sich um eine von der Substratkonzentration abhängige Hemmung des Enzyms durch Lipocortin handelt. Hierfür dürfte nicht so sehr die kalziumabhängige Bindung an das Phospholipid bedeutsam sein als vielmehr eine enzymhemmende Interaktion [26, 27]. Alternativ könnte es sich um eine Dissoziierung des inaktiven enzymhemmenden Komplexes in Gegenwart eines Überschusses von Phospholipiden handeln [27]. Welcher der Mechanismen oder ob beide zutreffend sind, ist gegenwärtig nicht zu beantworten.

Pharmakologische Aspekte

Kürzlich haben Cirino et al. [28] als erste über die pharmakologische Wirkung von gereinigtem Lipocortin berichtet. In unserem eigenen Laboratorium entwickelten Errasfa und Russo-Marie (Manuskript in Vorbereitung) ein Tiermodell (ein polyacrylamidgel-induziertes Granulom bei Mäusen), um die entzündungshemmende Wirkung von 36 kDA Lipocortin – gereinigt aus Mäuselungen – zu testen [29]. Wie Dexamethason hemmt das i. v. injizierte Protein die Synthese von Prostaglandinen und Leukotrinen ebenso wie die Zellmigration in den Entzündungsherd.

Ein anderer pharmakologischer Ansatz wurde ebenfalls in unserem Labor von Maridonneau-Parini et al. entwickelt. Die Applikation von Lipocortin (einem 32 kDA-Protein [24]) führte bei Ovalbumin-sensibilisierten Meerschweinchen vor dem Antigenkontakt zu einer fast völligen Unterbindung des allergischen Bronchospasmus. Die therapeutische Wirksamkeit von Glukokortikoid-Aerosolen beim Asthma bronchiale kann also durch Lipocortin imitiert werden. Der therapeutische Effekt setzt sogar noch schneller ein.

Schlußfolgerung

Die unterschiedlichen Ergebnisse werfen mehrere Fragen auf, die sich auf die Bedeutung der verschiedenen Proteine aus der Lipocortin-Familie, die Steuerung ihrer Synthese und Wirkung durch Glukokortikoide konzentrieren. Bislang galt nur das Lipocortin I als steroidinduziert. Kardinalfunktion der Lipocortine ist die Hemmung der Phospholipase A_2-Aktivität durch eine kalziumabhängige Bindung an die Phospholipide. Sind diese Proteine imstande, andere Eiweiße mit Membraninteraktion (Phospholipase C, Proteinkinase C...) zu modulieren? Diese Proteine reproduzieren z. T. die anti-inflammatorische Wirkung der Glukokortikoide. Sind sie indes für alle Wirkungen der Hormone verantwortlich? Antworten auf diese Fragen könnten zu einer neuen Klasse entzündungshemmender und antiallergischer Medikamente führen.

Danksagung

Wir danken Dr. Isabelle Maridonneau-Parini und Mourad Errasfa für ihre pharmakologischen Beiträge.

Zusammenfassung

Lipocortine stellen eine Proteinfamilie dar, deren Hauptfunktion die Hemmung von Phospholipase A_2 ist. Dabei handelt es sich um ein Schlüsselenzym, das in die Bildung entzündungshemmender Mediatoren wie Prostaglandine, Leukotrine und PAF-Azether eingreift. Die anti-inflammatorische Wirkung der Steroide ist z. T. auf die Synthese und/oder Freisetzung von Lipocortinen zurückzuführen. Man nimmt an, daß diese Proteine durch Phosphorylierung gesteuert werden, wobei die Tyrosinkinase, wie z. B. der EGF-Rezeptor und die retroviralcodierte Proteinkinase $pp60^{src}$ ebenso eine Rolle spielen wie Serin/Threonin-Proteinkinase C. Lipocortine wurden kürzlich als Bestandteile einer neuen Familie kalziumabhängiger, phospholipidbindender Proteine determiniert. Zu dieser Proteinfamilie gehören auch andere Eiweiße, die in der Literatur unter verschiedenen Namen auftreten: Calelectrin, Endonexin, Calpactin, Chromobindin, Synhibin, Calcimedin und Annexin. Der Vergleich von Aminosäuresequenzen zeigt, daß diese Proteine eine stabile und gleichlautende Sequenz von 17 Aminosäuren aufweisen. Kürzlich durchgeführte kinetische Untersuchungen zeigen überdies, daß eine substratkonzentrationsabhängige Hemmung des Enzyms durch Lipocortin eine kalziumabhängige Bindung an das Phospholipid einschließt. Eine enzymhemmende Interaktion wird dagegen als wenig wahrscheinlich angesehen. Unabhängig vom Wirkungsmechanismus gilt: Diese Proteine hemmen die Entzündung im Tiermodell. Gegenwärtig ist allerdings nicht bekannt, ob die gesamte entzündungshemmende Wirkungsbreite der Steroide erreicht wird.

Literatur

[1] Russo-Marie, F., M. Paing, D. Duval,: Involvement of glucocorticoid receptors in steroid induced inhibition of prostaglandin secretion. J. Biol. Chem. **254** (1979) 8498–8504.

[2] Hirata, F., D. Schiffmann, K. Venkatasubramanian et al. : A phospholipase A_2 inhibitory protein in rabbit neutrophils induced by glucocorticosteroids. Proc. Natl. Acd. Sci. USA **77** (1980) 2533–2536.

[3] Blackwell, G. J., R. Carnuccio, M. Di Rosa et al.: Macrocortin: a polypeptide causing the antiphospholipase like effects of glucocorticoids. Nature **287** (1980) 147–149.

[4] Cloix, J. F., O. Colard, B. Rothhut et al.: Characterization and partial purification of „renocortins“: two polypeptides formed in renal cells causing the antiphospholipase like action of glucocorticoids. Br. J. Pharmacol. 79 (1983) 312–321.

[5] Hirata, F.: The regulation of lipomodulin, a phospholipase inhibitory protein, in rabbit neutrophils, by phosphorylation. J. Biol. Chem. **256** (1981) 7730–7733.

[6] Rothhut, B., F. Russo-Marie, J. Wood et al.: Further characterization of the glucocorticoid-induced antiphospholipase A_2 protein „renocortin“. Biochem. Biophys. Res. Commun. **117** (1983) 878–884.

[7] Di Rosa, M., R. J. Flower, F. Hirata et al.: Lipocortins, nomenclature announcement. Prostaglandins **28** (1984) 441–444.

[8] Rothhut, B., F. Russo-Marie, M. Cousin et al.: Renocortin: a phospholipase A_2 inhibitory protein induced by anti-inflammatory steroids: pharmacological and biological properties, development of monoclonal antibodies. In: Proceedings of the 9th IUPHAR Congress of Pharmacology (Hrsg. P. Turner, W. Paton, J. F. Mitchell, 43–46, The Macmillan Press ltd, London.

[9] Wallner, B. P., R. J. Mattaliano, C. Hession et al.: Cloning and expression of human lipocortin, a phospholipase A_2 inhibitor with potential anti-inflammatory activity. Nature **320** (1986) 77–80.

[10] Huang, K. S., B. P. Wallner, R. J. Mattaliano et al.: Two human 35 KD inhibitors of phospholipase A_2 are related to substrates of $pp60^{v\text{-}sarc}$ and of epidermal growth factor receptor kinase. Cell **46** (1986) 191–199.

[11] Blake-Pepinsky, R., L. K. Sinclair: Epidermal growth factor-dependent phosphorylation of lipocortin. Nature **321** (1986) 81–84.

[12] Kristensen, T., C. J. M. Saris, T. Hunter et al.: Primary structure of bovine calpactin I heavy chain (p36), a major cellular substrate for retroviral protein-tyrosine kinases: homology with the human phospholipase A_2 inhibitor lipocortin. Biochemistry **25** (1986) 4497–4503.

[13] Glenney, J. R. Jr.: Two related but different forms of the 36,000 Mr tyrosine kinase substrate (calpactins) which interact with phospholipid and actin in a calcium-dependent manner. Proc. Natl. Acad. Sci. USA **83** (1986) 4258–4262.

[14] Geisow, M. J., U. Fritsche, J. M. Hexham et al.: A consensus amino-acid sequence repeat in torpedo and mammalian Ca^{2+}-dependent membrane-binding protein. Nature **320** (1986) 636–638.

[15] Geisow, M. J.: Common domain structures of Ca^{2+} and lipid-binding proteins. FEBS Lett. **203** (1986) 99–103.

[16] Walker, J. H.: Isolation from colinergic synapses of a protein that binds to membranes in a calcium-dependent manner. J. Neurochem. **39** (1982) 815–823.

[17] Südhof, T. C., M. Ebbecke, J. H. Walker et al.: Isolation of mammalian calelectrins: a new class of ubiquitous Ca^{2+}-regulated proteins. Biochemistry **23** (1984) 1103–1109.

[18] Owens, R. J., C. J. Gallagher, M. J. Crumpton: Cellular distribution of p68, a new calcium-binding protein from lymphocytes. EMBO J. **3** (1984) 945–952.
[19] Gerke, V., K. Weber: Identity of p36k phosphorylated upon Rous sarcoma virus transformation with a protein purified from brush borders; calcium-dependent binding to non-erythroid spectrin and F-actin. EMBO J. **3** (1984) 227–233.
[20] Creutz, C. E., C. J. Pazoles, H. B. Pollard: Identification and purification of an adrenal medullary protein (synexin) that causes calcium-dependent aggregation of isolated chromaffin granules. J. Biol. Chem. **253** (1978) 2858–2866.
[21] Creutz, C. E., L. G. Dowling, J. J. Sando et al.: Characterization of the chromobindins: soluble proteins that bind to the chromaffin granule membrane in the presence of Ca^{2+}. J. Biol. Chem. **258** (1983) 14664–14674.
[22] Moore, P. B.: 67 kDa calcimedin, a new Ca^{2+}-binding protein. Biochem. J. **238** (1986) 49–54.
[23] Geisow, M. J., J. H. Walker, C. Boustead et al.: Annexins: new family of Ca^{2+}-regulated phospholipid binding protein. Bioscience Reports **7** (1987) 289–298.
[24] Rothhut, B., C. Coméra, B. Prieur et al.: Purification and characterization of a 32-kDa phospholipase A_2 inhibitory protein (lipocortin) from human peripheral blood mononuclear cells. FEBS Lett. **219** (1987) 169–175.
[25] Coméra, C., B. Rothhut, F. Russo-Marie: Identification and characterization of six different phospholipase A_2 inhibitory proteins from human blood mononuclear cells. Im Druck.
[26] Davidson, F. F., E. D. Dennis, M. P. Powell et al.: Inhibition of phospholipase A_2 by „lipocortins and calpactins“: an effect of binding to substrate phospholipids. J. Biol. Chem. **262** (1987) 1698–1705.
[27] Aarsman, A. J., G. Mynbeek, H. Van Den Bosch et al.: Lipocortin inhibition of extracellular and intracellular phospholipases A_2 is substrate concentration dependent. FEBS Lett. **219** (1987) 176–180.
[28] Cirino, G., R. J. Flower, J. L. Browning et al.: Recombinant human lipocortin 1 inhibits thromboxane release from guinea-pig isolated perfused lung. Nature **328** (1987) 270–272.
[29] Errasfa, M., F. Russo-Marie: Rapid purification of two lipocortin-like proteins from mice lungs. Biochem. Biophys. Res. Commun. **159** (1989) 53–60.

Entzündung – klinische Bedeutung bei Atemwegserkrankungen

G. M. Cochrane

Einleitung

Wir unterscheiden 4 Haupterkrankungen der Atemwege: chronische, obstruktive Bronchitis, Emphysem, Asthma bronchiale und Bronchiektasen. Die unterschiedlichen klinischen Erscheinungen dieser Erkrankungen lassen sich auf einen gemeinsamen Nenner, die Entzündung, zurückführen. Der Zigarettenrauch verursacht eine progrediente, lokale entzündliche Reaktion mit nachweisbaren morphologischen Veränderungen der kleinen Bronchien, die mit einer Verengung und Zerstörung derselben einhergehen [1]. Im weiteren Verlauf beobachtet man eine Hyperplasie der Becherzellen mit verstärkter Schleimsekretion innerhalb der großen Bronchien; die verstärkte Sputumbildung drückt somit der chronischen Bronchitis ihren Stempel auf. Die stärksten obstruktiven Veränderungen spielen sich indes in den kleinen Bronchien ab. Proteolytische Enzyme zerstören das elastische Gewebe der Lunge. Dies gilt insbesondere für das Emphysem namentlich bei Alpha-1-Antitrypsin-Mangel [2]. Nach neueren Untersuchungen führt das Unvermögen der Patienten, mit dem „Syndrom der immobilen Zilien“ auf Bakterien und inhalierte Antigene adäquat zu reagieren, zu einem Circulus vitiosus. Die externe Fremdkörper abwehrende Entzündungsreaktion verursacht eine Destruktion der respiratorischen Schleimhaut, welches seinerseits das Bronchialsystem schädigt [3]. Demgegenüber ist für das Asthma bronchiale, worauf sich die Forschung konzentriert hat, auch noch eine andere Hypothese aufgestellt worden. Danach soll der Entzündung keine eigentliche Schutzfunktion zukommen. Vielmehr wird sie als wesentlicher ätiopathogenetischer Faktor angesehen, der den Krankheitsprozeß allgemein beschleunigt, die Atemwegsobstruktion induziert, aufrechterhält oder verschärft.

Entzündung und Asthma

Asthma ist schlicht als reversible Atemwegsobstruktion zu definieren, die entweder spontan oder nach Applikation von Bronchodilatatoren sistiert. Der Kliniker weiß, daß der Bronchienkonstriktion des Asthma-Patienten mit inhalierten oder oral verabreichten Kortikosteroiden mindestens ebenso wirkungsvoll zu begegnen ist wie mit Bronchodilatatoren. Das Asthma bronchiale scheint zum einen auf einer Hyperreagibilität der glatten Bronchialmuskulatur zu fußen und andererseits eine Reaktion auf auslösende Faktoren darzustellen, z. B. kalte Luft, körperliche Belastung, inhalativen Antigenen und unspezifischen Partikeln. Untersuchungen Anfang der 70er Jahre haben eine frühe und späte Reaktion auf spezifische und unspezifische Inhalate und auf Antigene im Allergietest ergeben. Erst Mitte der 70er Jahre hat man erkannt, daß schon eine einzige Exposition eines inhalativen Antigens zu wiederholten asthmatischen Anfällen führen kann, die nach einigen Tagen abklingen.

Asthmatische Frühreaktion

Die auf das IgE zurückgehende Freisetzung präformierter Mediatoren aus Mastzellen wurden als entscheidende Komponente angesehen, die die frühe asthmatische Reaktion auslösen [4]. Diese Frühreaktion konnte auch durch thermische, osmotische und chemische Reize initiiert werden. Die Messung spezifischer Mediatoren nach akuter Antigenexposition hat einen Anstieg der Blutkonzentration mastzellenassoziierter Mediatoren, insbesondere von Histamin und neutrophilem chemotaktischem Faktor ergeben. Eine ganze Reihe anderer Mediatoren ist ebenfalls identifiziert worden, die sowohl aus dem Zyklooxigenase- (Prostaglandin D2) und dem Lypoxigenase-Stoffwechsel (Leukotrine LTD4) entstammen. Die Bedeutung dieser Mediatoren für Entwicklung und Unterhaltung der frühen asthmatischen Bronchokonstriktion ist umstritten. Wahrscheinlich sind sie weniger bedeutsam als Histamin und der neutrophile chemotaktische Faktor.

Asthmatische Spätreaktion

Die späte asthmatische Reaktion entspricht sowohl pathohistologisch als auch klinisch derjenigen Asthmaform, unter der die meisten Patienten leiden. Bei atopischen Patienten kann die späte Reaktion allein durch einen IgE-abhängigen Stimulus hervorgerufen und durch Di-Natrium-Chromoglycat gehemmt werden. Daher hielt man die späte Reaktion für mastzellabhängig. Dies ist mit Sicherheit nicht der Fall. Potente Antihistaminika vermögen nur die Sofort-, nicht aber die Spätreaktion aufzufangen. Darüber hinaus geht der durch Di-Isozyanat induzierte Asthmaanfall sowohl mit der Früh- als auch der Spätreaktion einher, obwohl hierbei IgE keine Rolle spielt. Des weiteren haben ganze Untersuchungsserien Makrophagen, Monozyten, Eosinophile, T-Lymphozyten und Thrombozyten offenbart, die alle Mediatoren freizusetzen imstande sind und mit den für das Asthma typischen pathologischen Veränderungen einhergehen. Die Bedeutung des neutrophilen chemotaktischen Faktors für die Spätreaktion hat durch den Umstand neue Nahrung erhalten, daß polymorphkernige Granulozyten das Bronchialepithel durchwandern und in das Lumen eindringen. Diese Reaktion wird durch eine nachfolgende Diapedese von Eosinophilen ergänzt. Wenn die intraepithelialen Eosinophilen mit Leukotrinen, PAF-Acether oder Zytokinen in Kontakt kommen und aktiviert werden, geben sie präformierte Mediatoren, insbesondere große basische und eosinophile, kationische Proteine ab, die für die Zerstörung der respiratorischen Schleimhautepithelien mitverantwortlich sind [6].

Pathologie des Asthma

Die Pathologie des akuten, letal endenden Asthmas ist ausführlich untersucht worden. Die Lungen sind überbläht. Insbesondere werden die kleinen Bronchien durch eine luminale Aggregation eosinophiler, neutrophiler und desquamierter Schleimhautepithelien akut obliteriert. Eine Schleimhautablösung mit Verlust der Epithelintegrität ist feststellbar. In der Mukosa häufen sich sämtliche Entzündungszellen, Eosinophile, Mastzellen, Neutrophile und Lymphozyten an. Perivaskulär und in der Submukosa entsteht ein Ödem. Das Kapillarendothel gerät in Mitleidenschaft. Die pathomorphologischen Erscheinungen bei letal endendem Asthma bietet das Bild einer unkontrollierten Entzündungsreaktion [7]. Kürzlich hat man in Biopsien aus der respiratorischen Mukosa bei Patienten mit leichtem Asthma eine ähnliche, jedoch weitaus weniger dramatische pathohistologische Veränderung nachzuweisen vermocht [8]. Dieselbe Untersuchung weist eine Epithelauflösung und eine Zunahme Eosinophiler und Epithelien in den Atemwegen mit ebenfalls stark erhöhten Entzündungszellen in der Mukosa und Submukosa nach.

Atemwegsentzündung – pathogenetische Grundlage des Asthma bronchiale

Die Klinik des Asthma bronchiale ist nicht zu vergleichen mit Akut-Reiz-Modellen der Physiologen zur Bestimmung der Mediatorenfreisetzung. Immerhin zeichnet die Akkumulation dieser Mediatoren die Pathogenese des Asthmas nach. Diese und andere Daten scheinen die Annahme zu rechtfertigen, das klinisch manifeste Asthma gehe mit der Atemwegsentzündung einher. Die Pathogenese des Asthma bronchiale scheint aus einer kumulativen Mediatorenfreisetzung zu bestehen, wobei die ersten Mediatoren nicht nur eine Bronchokonstriktion, sondern auch das Signal für die Freisetzung weiterer Mediatoren aus anderen Entzündungszellen bedingen. Die Mediatoren führen ihrerseits zu einer verstärkten muskulären Bronchokonstriktion (als Spätreaktion) und zur Ödembildung sowie zu einer Epithelzellzerstörung. Letzteres steht im Zusammenhang mit einer verstärkten Hyperreagibilität der Bronchien, die auf Axon- und Vagusreflexe zurückzuführen ist. Wenn der Entzündungsprozeß erst einmal begonnen hat, persistiert er relativ lange und wird unterhalten durch einen minimalen Allergenkontakt oder durch auslösende Reize (kalte Luft usw.). Das Asthma bronchiale pathophysiologisch als Entzündungsprozeß anzusehen, ist für die Behandlung durchaus bedeutungsvoll. So liegt die topische Applikation von entzündungshemmenden Pharmaka, Mastzellstabilisatoren oder Antihistaminika und Kalziumantagonisten nahe.

Literatur

[1] Hogg, J. C., P. T. Macklem, W. M. Thurlbeck: Site and nature of airway obstruction in chronic obstructive lung disease. N. Eng. L. Med. **278** (1968) 1355–58.

[2] Stockley, R. A.: Proteolytic enzymes, their inhibitors and lung disease. Clin. Sci. **64** (1983) 119–126.

[3] Cole, P. G.: A new look at the pathogenesis and management of persistent bronchial sepsis: a vicious cycle hypothesis and its logical therapeutic consequences. In: Strategies for the Management of Chronic Bronchial Sepsis (Hrsg). R. G. Davies), 1–21, Oxford Medicine Publishing Foundation, 1984.

[4] Ishizaka, T.: Analysis of triggering events in mast cells for immunoglobulin E-mediated histamine release. J. Allergy Clin. Immunol. **67** (1981) 90–96.

[5] Cuss,F. M., P. J. Barnes: Epithelial mediators. Am. Rev. Resp. Dis. **136** (1987) 32–35.

[6] Filley, W. V., K. E. Holley, G. M. Kephant et al.: Identification by immunofluorenscence of eosinophil granule major basic protein in lung tissues of patients with bronchial asthma. Lancet **1** (1982) 11–15.

[7] Dunnill, M. S.: The pathology of asthma with special reference to changes in the bronchial mucosa. J. Clin. Pathol. **13** (1960) 27–33.

[8] Laitinen, L. A., M. Heino, A. Laitinen et al.: Damage of airway epithelium and bronchial reactivity in patients with asthma. Am. Rev. Resp. Dis. **131** (1985) 599–606.

Indikation der systemischen Glukokortikoid-Therapie beim Asthma bronchiale

H. Matthys

Bereits 1950 berichteten Carryer et al. [3] sowie Randolph und Rollins [13] über die gute Wirkung einer intramuskulären Injektion von Kortison bei Patienten mit Asthma bronchiale. 1955 wurde die intravenöse Gabe von Hydrokortison zur Behandlung asthmatischer Patienten erstmals von Burrage und Irvin [2] angewandt.

Bei den obstruktiven Atemwegserkrankungen ist die systemische Kortikoidgabe beim Asthma bronchiale sowie bei der Therapie der akuten obstruktiven Bronchitis unumstritten. Beim Lungenemphysem und bei den chronisch ob-

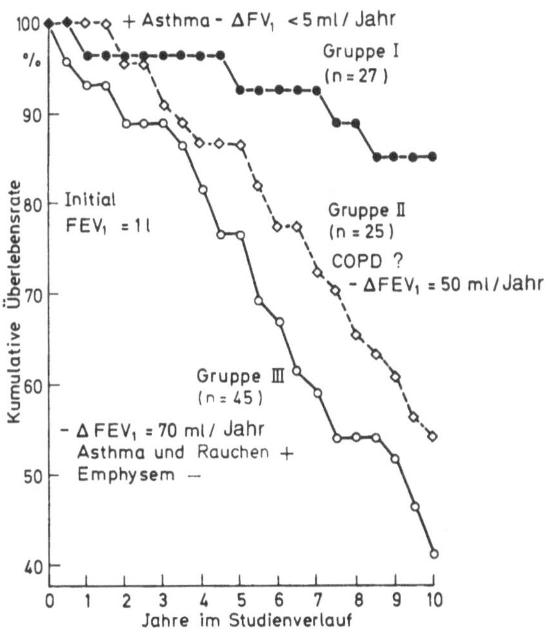

Abb. 1 Kortikoidwirkung bei den verschiedenen obstruktiven Atemwegserkrankungen mit unterschiedlicher Lebenserwartung bei gleicher initialer exspiratorischer Sekundenkapazität (FEV_1 = 1 l):
+ positive Wirkung nachgewiesen
– keine Wirkung nachgewiesen
? fragliche Wirkung, nicht ausreichend untersucht

struktiven Lungenkrankheiten (COPD) gibt es keine zuverlässigen Langzeituntersuchungen, die beweisen, daß systemische Kortikoidgaben den Verlauf (Abb. 1) oder die Exacerbationshäufigkeit der chronischen Bronchitis signifikant verändern. Es scheint so zu sein, daß bei COPD-Patienten eine Verbesserung der Lungenfunktion und der Symptomatik durch Glukokortikoide um so eher erreicht wird, je schlechter der FEV_1 ($FEV_1 < 1$ l) und je asthmatischer die Atemwegsobstruktion ist, d. h. vermehrte Eosinophile und bronchiale Hyperreagibilität besteht [5].

Akute Glukokortikoidgaben

Der Einsatz der systemisch anwendbaren Glukokortikoide in der akuten Asthmatherapie ist unbestritten, die Diskussionen fangen erst bei der Langzeittherapie an, wo es um die bekannten Nebenwirkungen geht. Im Gegensatz zu anderen Asthmamedikamenten sind paradoxe Reaktionen sehr selten, und die systemische Glukokortikoid-Therapie führt bei fast allen Asthmaformen zuverlässig zu einem therapeutischen Erfolg. Bolusgaben (100–200 mg Prednis (ol) onäquivalente, Tab. 1) werden beim Status asthmaticus vorgezogen und je nach Bedarf 1–2 mal täglich wiederholt [12] (Abb. 2). Die Glukokortikoidgabe soll in Notfällen stets sofort als erste Medikation gegeben werden, damit wegen der langen Latenz (1/2–1 Std.) keine Zeit verloren wird. Weiter sollen die β_2-Sympathikomimetika bei gleichzeitiger Kortikoidgabe besser wirken.

Tabelle 1 Dosenäquivalenz (in mg) für Glukokortikoide, 1 mg Prednis(ol)on entspricht 5 mg Hydrokortison (nach Kaiser [6])

Prednis(ol)on	5	7,5	10	20	30	40	50	100
Methylpred.	4	6	8	16	24	32	40	80
Prednyliden	6	9	12	24	36	48	60	120
Cloprednol	5	7,5	10	20	30	40	50	100
Fluocortolon	5	7,5	10	20	30	40	50	100
Triamcinolon	4	6	8	16	24	32	40	80
Paramethason	2	3	4	8	12	16	20	40
Dexamethason	0,75	1	1,5	3	4,5	6	7,5	15
Betamethason	0,75	1	1,5	3	4,5	6	7,5	15

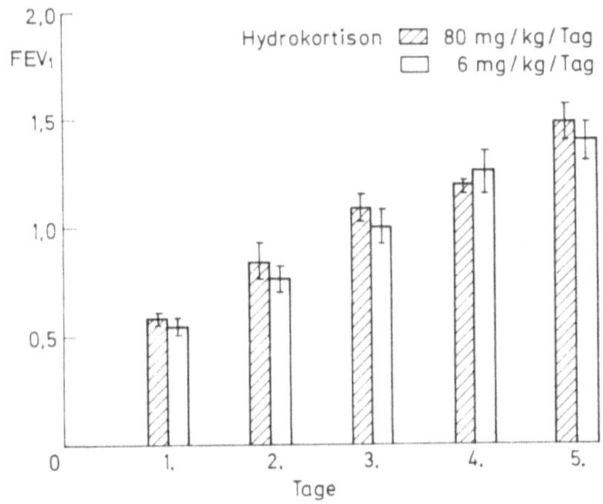

Abb. 2 Besserung des FEV_1 gemessen an 5 aufeinanderfolgenden Tagen bei Patienten mit schweren Astmaanfällen (Mittelwerte ± SEM). Die statistische Analyse zeigt keinen Unterschied zwischen moderaten und hohen Dosen von Cortison.

Akute Nebenwirkungen

Mendelson et al. [9] berichteten 1974 von einem jugendlichen Asthmatiker, der nach Injektion von Methylprednisolon und Hydrokortison Urtikaria, Quincke-Ödem und Bronchospasmus entwickelte. 1976 beschrieb Kounis [7] 2 Fälle von

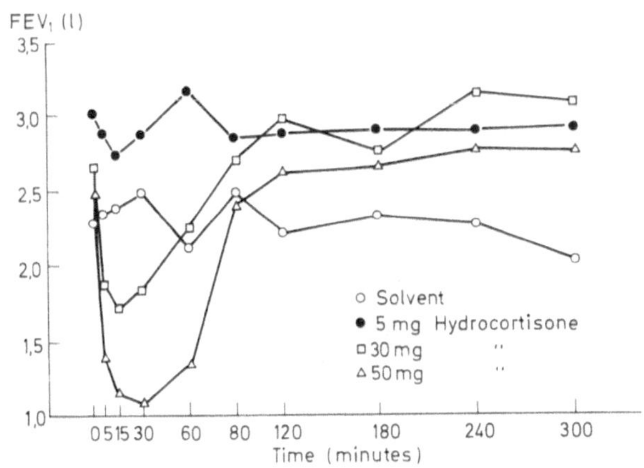

Abb. 3 Systematische einmalige Hydrocortisongaben von 5, 30 und 50 mg führen zu dosisabhängigen Abfällen des FEV_1 bei einem hydrocortison-allergischen Asthmatiker. Das Lösungsmittel alein führt zu keiner asthmatischen Reaktion.

Patienten mit Asthma, die mit Tremor und plötzlichem Bewußtseinsverlust auf intravenöse Hydrokortisontherapie reagierten.

Partidge und Gibson [11] berichten 1978 über das Auftreten von schweren Asthmaanfällen nach 100, bzw. 200 mg Hydrokortison bei Patienten mit Analgetika-Asthma.

Daiani et al. [4] beobachteten 1981 bei 3 Analgetika-Asthmatikern eine Sofortreaktion auf intravenöse Injektion von Hydrokortison, die nach Spritzen des Lösungsmittels allein oder Kochsalzlösung nicht auslösbar war (Abb. 3).

Nizankowska et al. [10] berichteten 1986 über dosisabhängige Asthmaanfälle, ausgelöst durch Hydrokortison bei Patienten mit Analgetika-Asthma (Abb. 4).

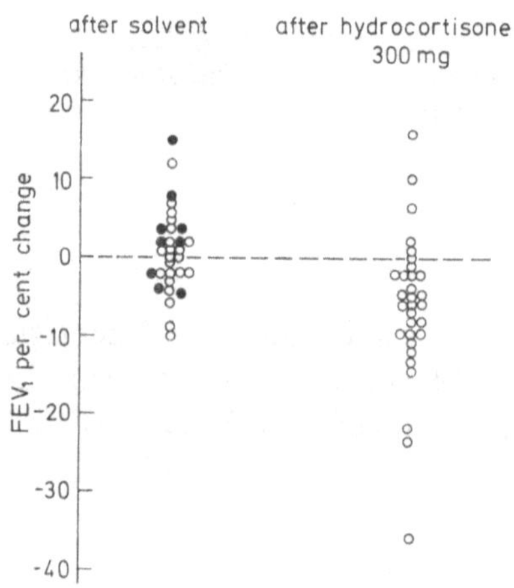

Abb. 4 Prozentuale FEV_1-Änderungen bei Patienten mit Analgetica-Asthma nach 300 mg Hydrocortison und Lösungsmittel allein.

Die o. g. Autoren berichteten nach intravenöser Injektion von Methylprednisolon Urtikaria, Quincke-Ödem und Bronchospasmus, was nach Prednison, Prednisolon und Dexamethason nicht auftrat. Dabei waren die Hautteste unterschiedlich positiv auf Hydrokortison und Natriumsuccinat. Prinzipiell sind Patienten mit Analgetika-Asthma anderen Asthmaformen vergleichbar, nicht aber bezüglich akuter Nebenwirkungen. Die Bronchokonstriktion scheint auf das Methylprednisolon und das Hydrokortison selbst beschränkt zu sein, da Präparate verschiedener Hersteller stets zu den gleichen Symptomen führte, die mit anderen Kortikoidderivaten nicht auftraten.

Es scheint daher ratsam, bei Patienten mit Analgetika-Asthma-Syndrom sowie bei anderen Asthmatikern, die über ähnliche Symptome nach Hydrokortison und Methylprednisolon geklagt haben, andere Steroidderivate zur intravenösen Therapie einzusetzen.

Langzeit-Kortikoidgabe

Obwohl die Aerosolkortikoid-Therapie bei steroidpflichtigen Asthmatikern große Erfolge gezeigt hat, benötigen trotzdem noch viele Patienten zusätzliche orale Kortikoidgaben. Bisher ist es nie gelungen, vorausgesetzt, daß die Dosisäquivalente stimmen, daß ein Glukokortikoid gegenüber den anderen in der Asthma-Langzeittherapie wesentliche Vorteile hat. Glukokortikoide mit kurzer Halbwertszeit scheinen günstiger zu sein bezüglich der Nebenwirkungen als solche mit langer Halbwertszeit. Intramuskuläre Gaben oder Depotspritzen von Glukokortikoiden haben nach unserer Meinung nur selten eine Indikation, nämlich dann, wenn der Patient eine orale Glukokortikoidtherapie nicht zuverlässig durchführt. Die orale Glukokortikoidtherapie mit z. B. Prednison- oder Prednisolon-äquivalenten Präparaten hat den Vorteil, daß der Patient mit Hilfe eines Peak-flow-monitoring die minimal notwendige Kortikoiddosis sorgfältig titrieren kann. So bestehen insbesondere zwischen Prednisolon, Methylprednisolon und Cloprednol keine Vorteile, weder bezüglich der Hauptwirkungen, noch der Nebenwirkungen, jedoch scheint Cloprednol etwas weniger Langzeit-Nebenwirkungen zu haben [8, 14].

Langzeit-Nebenwirkungen

Ab 10 mg täglich morgens eingenommener Prednison- oder Prednisolonäquivalentdosis können Langzeit-Nebenwirkungen auftreten. Wird die doppelte Dosis jeden 2. Tag gegeben, scheinen die Nebenwirkungen weniger gravierend zu sein, als bei einer täglichen Dosis. Dieses alternierende Therapieregime, das z. B. bei Lungenfibrosen und anderen kortikoidbedürftigen Krankheiten einfach durchzuführen ist, läßt sich bei Asthma bronchiale selten realisieren, da bekanntlich die Atembeschwerden insbesondere nachts auftreten. Es empfiehlt sich daher unter Umständen bei schweren nächtlichen Asthmaanfällen die tägliche Kortikoiddosis auf morgens und abends vor dem Schlafengehen aufzuteilen.

Nebenwirkungsgefährdet sind insbesondere Frauen bezüglich Osteoporose ab dem 50. Altersjahr; andere Nebenwirkungen wie Steroiddiabetes, Gewichtszunahme etc. sind sorgfältig gegen das Asthmatodesrisiko abzuwägen. Es ist bekannt, daß Immobilität, insbesondere durch Dyspnoe verursacht, der Osteoporose Vorschub leistet. Glukokortikoide tragen zur Beschwerdefreiheit und körperlichen Mobilität bei und können dadurch ihrer osteoporosefördernden Wirkung durch Aufhebung der Belastungs-Atemnot entgegensteuern. Psychisch beobachtet man unter systemischer Glukokortikoidgabe sehr viel mehr euphorische als dysphorische Wirkungen. Insbesondere wäre zu untersuchen, ob die Zunahme der Asthmatodesfälle nicht eher auf die Kortikoidphobie als auf die β_2-Sympathikomimetika- oder Theophyllin-Überdosierung zurückzuführen ist [1].

Zusammenfassung

Jeder kortikoidbedürftige Patient muß ein „peak-flow"-Protokoll führen, um mit minimaler Dosis seinen maximalen Atemstoß zu erreichen bei minimalen Langzeitnebenwirkungen. Bei oraler Therapie sollen Prednisolon oder andere Glukokortikoide mit kurzer Halbwertszeit eingesetzt werden bei gleichzeitig maximaler inhalativer Glukokortikoidgabe (Beclametasondipropionat oder Budesonid). Akute Nebenwirkungen und Zwischenfälle sind selten (z. B. von Hydrokortison und Methylprednisolon) beschrieben worden. Die chronischen Nebenwirkungen sind gegen die Gefahr eines Asthmatodes oder Invalidität sorgfältig abzuwägen. Bei schwerem nächtlichem Asthma können auch abendliche Glukokortikoidgaben notwendig sein.

Literatur

[1] Buist, A. S.: Is Asthma mortality increasing? Chest **93** (1988) 449–450.

[2] Burrage, W. S., J. W. Irwin: Hydrocortisone in the therapy of asthma. Ann. NY Acad. Sci. **61** (1955) 377.

[3] Carryer, H. M., G. A. Koelschke, L. E. Prickman et al.: Effects of cortisone on bronchial asthma and hay-fever occuring in subjects sensitive to ragweed pollen. J. Allergy **281** (1950) 21.

[4] Daiani, B. M., N. A. Sliman, K. S. Shubair et al.: Bronchospasm caused by intravenous hydrocortisone sodium succinate/Solu-Cortef/ in aspirin-sensitive asthmatics. J. Allergy Clin. Immunol. **68** (1981) 201.

[5] Eliasson, O., J. Hoffman, D. Trueh et al.: Corticosteroids in COPD. A Clinical Trial and Reassessment of the Literature. Chest **89** (1986) 484–490.

[6] Kaiser, H.; Cortisonderivate in Klinik und Praxis, Thieme, Stuttgart–New York ^{8}/1986.

[7] Kounis, N. G.: Untoward reactions to corticosteroids: intolerance to hydrocortisone. Ann. Allergy **36** (1976) 203.

[8] Matthys, H., M. Jooß: Cloprednol und Methylprednisolon bei Patienten mit Asthma bronchiale. Atemw.-Lungenkrkh. **12** (1986) 82–88.

[9] Mendelson, L. M., E. O. Meltzer, R. N. Hamburger: Anaphylaxis-like reactions to corticosteroid therapy. J. Allergy Clin. Immunol. **53** (1974) 125.

[10] Nizankowska, E., G. Czerniawska-Mysik, A. Szczeklik: Kortikosteroide und Analgetika-Asthma-Syndrom. In: Analgetika-Asthma, (Hrsg. M. Schmitz-Schumann, G. Menz, C. Virchow), Programmed, Frankfurt a. M. (1986).

[11] Partridge, M. R., G. J. Gibson: Adverse bronchial reactions to intravenous hydrocortisone in two aspirin-sensitive asthmatic patients. Br. Med. J. **1** (1978) 1521.

[12] Raimondi, A. C., I. C. Figuera-Casas, A. J. Roncoroni: Comparison between high and moderate doses of Hydrocortison in the treatment of status asthmaticus. Chest **89** (1986) 832–835.

[13] Randolph, T. G., J. P. Rollins: Effect of cortisone on bronchial asthma. J. Allergy **21** (1950) 288.

[14] Zyllig, A., T. C. Medici, Rüegsegger, A. Aliker: Steroid-Langzeittherapie: Weniger Osteoprorose unter Cloprednol als unter Prednison. Schweiz. Med. Wschrift **118,** Sub. 23, (1988) 15.

Indikationen zur inhalativen Glukokortikoid-Therapie beim Asthma bronchiale

H. Fabel

Die Indikation für eine inhalative Glukokortikoid-Therapie läßt sich in wenigen Sätzen formulieren:

Die Gabe inhalierbarer Steroide ist bei allen Asthma-Patienten indiziert, die langfristig steroidbedürftig sind. Ziel einer solchen Steroidtherapie ist es, oral gegebene Steroide zu reduzieren oder eventuell ganz durch ein inhalatives Steroid zu ersetzen. Inhalierbare Steroide sind aber auch bei allen anderen Asthmaformen indiziert, die mit den üblichen Medikamenten, also im wesentlichen mit Beta-Sympathikomimetika und Theophyllin nicht ausreichend kontrolliert werden können.
Asthmatherapie ist leider eine Polypragmasie, häufig nicht sehr rational und auch sicherlich nicht immer rationell. So gibt es in der Bundesrepublik über 150 in der Roten Liste aufgeführte Anti-Asthmatika; leider handelt es sich in etwa 75% der Pharmaka um Kombinationspräparate, die wiederum bedauerlicherweise in etwa 70% mehr als drei (bis zu 20!) Inhaltsstoffe enthalten. Zu dieser Vielzahl von Säften, Pillen und Tropfen kommen noch die Dosier-Aerosole, die ja seit 30 Jahren in der Kardiologie (als Nitrospray) und in der Asthmatherapie (als Adrenalin- und Aludrin-Spray) üblich sind. Inhalative Therapie ist in Europa durchaus geläufig und hat eine lange Vorgeschichte. Spätestens seit Goethes Faust („Nachbarin, Ihr Fläschchen") ist diese Therapieform auch dem Laien bekannt. Sie wurde allerdings früher überwiegend als atemanaleptische Therapie bzw. als kardio-analeptische Behandlung verstanden.
Seit 20 Jahren ist die Dosier-Aerosol-Therapie Domäne der Anwendung von Beta-Sympathikomimetika. Sie hat Vorteile und Nachteile (Tab. 1). Diese treffen für eine inhalative Therapie mit Steroiden nur bedingt zu. Vorteilhaft ist auch bei der Gabe von Steroiden die insgesamt wesentlich geringere Medikamenteninkorporation. Der Vorteil eines schnellen Wirkungseintritts entfällt leider bei der Therapie bzw. Prophylaxe mit inhalierbaren Steroiden. Wir wissen, daß auch bei einer parenteralen Theapie die Steroidwirkung erst nach 6–8 Std. ihr Maximum erreicht, eine inhalative Steroidtherapie benötigt eine noch sehr viel längere Anlaufzeit. Auf der anderen Seite entfällt bei einer

Tabelle 1 Vor- und Nachteile der Dosier-Aerosol-Therapie mit β-Adrenergika

Vorteile:

1. niedrige Medikamentenmenge
2. schneller Wirkungseintritt
3. geringe kardio-vaskuläre Nebenwirkungen

Nachteile:

1. kurze Wirkungsdauer
2. Mißbrauch
3. ungenügende Deposition bei hochgradiger Obstruktion
4. häufig fehlerhafte Inhalationstechnik.

inhalativen Steroidtherapie der Nachteil einer sehr kurzen Wirkungsdauer, der z. B. bei der Inhalation von Beta-Sympathikomimetika eine Asthma-Anfallsfreiheit während der Nacht in der Regel nicht gewährleistet. Mit inhalierbaren Glukokortikosteroiden wird in der Regel kein Mißbrauch betrieben, im Gegenteil, Patienten müssen angehalten werden, eine solche Therapie systematisch zu betreiben, weil sie keine unmittelbare Erleichterung verspüren.
Die Tabelle 2 soll noch einmal verdeutlichen, daß wir mit einer Steroidtherapie, sei sie systemisch oder inhalativ, nicht mit einer Sofortwirkung rechnen dürfen,

Tabelle 2 Rezeptorabhängige Steroidwirkung

Proteinsynthese

Glucocorticoide + zytoplasmatischer Rezeptor

↘ ↙

Hormon-Rezeptor-Komplex

↓ Translokation in Zellkern

Bindung an das Genom

↓

Transkription von mRNA

↓

Synthese von Proteinen

Art der Proteine abhängig von Zielzelle

1. Enzyme des Zellstoffwechsels, glucocorticoide Wirkung
2. Regulatorprotein(e), antiphlogistische Wirkung

Lipomodulin

Tabelle 3 Nicht-Rezeptor-abhängige Steroidwirkung

Membranwirkung

nicht Rezeptor-abhängig

Glucocortikoide

↓

Einbau in Membranen aufgrund des Steroidcharakters

↓

Veränderung von Membraneigenschaften
Plasmamembran
Lysosom der Membran

„Membranstabilisierung"

weil der Weg vom Steroid über die Zellmembran in die Zelle und in den Zellkern mit Bildung einer Botschafter-RNA erst nach vielen Zwischenschritten zur Bildung spezifischer Proteine, dem sog. Lipomodulin bzw. Lipocortin führt. Eine Sofortwirkung von Steroiden ist zumindest über eine rezeptorabhängige Wirkung nicht denkbar.

Im vorausgegangenen Beitrag von Herrn Prof. Schmutzler wurde erwähnt, daß es auch eine nicht-rezeptorabhängige Membranwirkung der Glukokortikoide geben kann (Tab. 3). Die Frage ist, ob eine solche rezeptorunabhängige lokale Steroidwirkung bei der inhalativen Applikation von Steroiden eine Rolle spielen kann. Diese Frage ist wahrscheinlich zu verneinen. Wir wissen zwar, daß Steroide in die Zellmembran aufgrund ihres Steroidcharakters eingebaut werden, daß verschiedene Steroide eine ganz wichtige Funktion in der Zellmembran spielen und daß auf diese Art und Weise eine Stabilisierung der Zellmembran (antiphlogistische Wirkung) erreicht werden kann. Dieser Membraneffekt der Steroide wird in der Dermatologie sicherlich eine Rolle spielen. Dort erreichen wir entsprechende Konzentrationen von $10^{-5}-10^{-4}$ auf der Haut. Auf den Schleimhäuten, insbesondere im Bereich der Bronchialschleimhaut mit der sehr viel besseren Durchblutung und dem Abtransport von inhalierten Partikeln durch die Cilien werden wir sicherlich nur sehr kurzfristig solche Konzentrationen erreichen. Wirkungseintritt und Wirkungsablauf bei der Gabe inhalativer Steroide sprechen eindeutig gegen eine solche nicht-rezeptorabhängige Sofortwirkung.

Die Nebenwirkung von Steroiden wird insbesondere daran gemessen, daß sie den Regelkreis zwischen Hypothalamus, Hypophyse und Nebennierenrinde stören (Abb. 1). Wir wissen, daß bei iatrogen erhöhten Kortisonspiegeln die körpereigene Nebennierenrinde weniger Kortisol produziert. Wir wissen auch, daß es eine zirkadiane Rhythmik der eigenen Kortisolproduktion mit einem

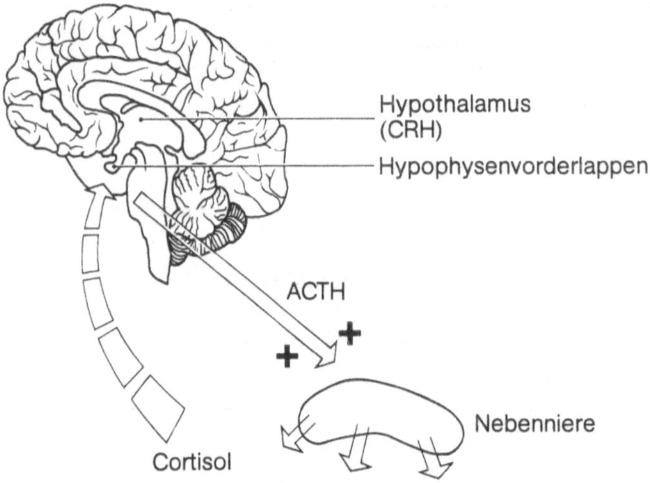

Abb. 1 Hypothalamus – Hypophysen – Nebennierenrinden – Regelkreis

Tief um Mitternacht und einem Maximum in den Morgenstunden gibt. Wir wissen aber auch, daß Asthmapatienten bezüglich ihrer Lungenfunktion und ihrer Asthmasymptomatik in der Regel ein Tief ihrer Befindlichkeit in den frühen Morgenstunden (zwischen 3.00 und 5.00 Uhr) haben. Zu diesem Zeitpunkt läßt sich schon beim Lungengesunden eine Zunahme des Bronchialmuskulaturtonus registrieren, der sich bei Asthmapatienten extrem verstärkt darstellt. Berücksichtigt man die zeitliche Verzögerung des Wirkungseintritts von Steroiden, kann das Maximum der Bronchialkonstriktion in den frühen Morgenstunden sehr gut mit der verminderten körpereigenen Steroidproduktion erklärt werden. Es gibt aber auch noch andere zirkadiane Rhythmen, die für die Verstärkung der Asthmasymptomatik in den frühen Morgenstunden verantwortlich sind:

Auch Adrenalin hat ein Minimum der körpereigenen Produktion in den frühen Morgenstunden, andererseits werden zu diesem Zeitpunkt verstärkt biogene Amine wie Histamin aus den basophilen Granulozyten und aus anderen Körperzellen freigesetzt. Der Asthmapatient hat also „guten Grund", morgens um 4.00 Uhr ein Maximum seiner asthmatischen Beschwerden zu erleben. Die Frage ist, ob man dieser zirkadianen Rhythmik mit einer inhalativen Steroidtherapie gerecht werden kann.

Wir alle fürchten die Nebenwirkungen einer langdauernden systemischen Glukokortikoidtherapie, insbesondere die Osteoporose (Tab. 4). Leider muß man sagen, daß wir nicht eindeutig wissen, ob eine zirkadian angepaßte systemische Steroidtherapie (einmalige Gabe der Steroide in den Morgenstunden bzw. alternierende Steroidtherapie nur jeden zweiten Tag morgens) diese wichtigste Steroidnebenwirkung verringern bzw. vermeiden kann.

Tabelle 4 Nebenwirkungen bei systemischer Glokokortikoid-Therapie

	seltener
Hypokaliämie	psychische Alteration
Osteoporose	Lanugo
Cushing	Katarakt
Appetitsteigerung	aseptische Knochennekrose
Ödem	Pseudotumor cerebri (Kinder)
Hautschäden (Purpura, Atrophie)	Einfluß auf Infekte
Wachstumsstörungen	Fettgewebsatrophie (Kristallsuspensionen i. m.)
Akne	
Einfluß auf Diabetes mellitus	

Worauf beruht nun die günstigere Relation von Wirkung zu Nebenwirkungen, von sinnvoller antiphlogistischer und antiallergischer Wirkung zu Suppression der Nebennierenrinde bei den inhalativ gegebenen Steroiden:
Der wichtigste Punkt ist, daß nur ein kleiner Teil der inhalativ gegebenen Steroide den Bronchialbaum erreicht, daß aber der relativ große Anteil der inhalierten Steroiddosis zwar verschluckt, aber bei der ersten Leberpassage zu einem großen Teil inaktiviert bzw. abgebaut wird (günstiger first-pass-Effekt). Diese Aussage kann für die beiden wichtigsten in der Bundesrepublik rezeptierten Steroide Budesonid und Beclometason gemacht werden. Bis zu Dosen von 800 µg, inhalativ gegeben, sind keine wesentlichen systemischen Nebenwirkungen zu erwarten. Die Wirkung inhalativ gegebener Steroide ist hinreichend untersucht. Budesonid und Beclometason schwächen die allergische Sofortreaktion beträchtlich ab und können die Spätreaktion nach einem inhalativen Provokationstest mit einem Allergen fast völlig unterdrücken. Die Wirkung auf die Spätreaktion ist bei der Gabe von inhalativen Steroiden bereits nach einer Woche eindeutig, die Wirkung auf die Sofortreaktionen erreicht erst nach etwa 4wöchiger Gabe eines inhalativen Steroids ihr Optimum. Wir müssen also bei der Verordnung von inhalierbaren Steroiden Geduld haben, vor allen Dingen müssen wir dem Patienten klarmachen, daß er einen unmittelbaren Effekt nicht erwarten kann, und daß es dennoch sinnvoll ist, eine Langzeittherapie mit inhalierbaren Steroiden zu betreiben.
Langzeitstudien mit inhalierbaren Steroiden haben gezeigt, daß ein Maximum der Wirkung, gemessen an einer Verbesserung der Lungenfunktion, erst nach 3–4 Monaten erreicht ist und daß bei der inhalativen Steroidgabe von täglich 800 µg etwa 5–7,5 oral gegebenes Prednison eingespart werden kann. Kurz-

fristig, d. h. zu Beginn einer inhalativen Steroidtherapie kann es durchaus sinnvoll sein, eine höhere tägliche Dosis zu geben, um rascher eine Wirkung zu erreichen.

Es konnte in mehreren Studien gezeigt werden, daß beim Übergang von einer oralen Steroidtherapie auf eine inhalative Steroidtherapie eine Erholung der Nebennierenrindenfunktion bzw. des körpereigenen Regelkreises eintritt, ohne daß die Lungenfunktion sich durch die Umstellung auf inhalative Steroide verschlechtert. Auch die Stimulierbarkeit der Nebennierenrinde, die für Streßsituationen eine große Bedeutung hat, nimmt bei Umstellungen der Therapie von oraler auf inhalative Steroidgabe wieder zu. Die vorliegenden Studien zeigen außerdem, daß eine Langzeittherapie mit inhalierbaren Steroiden den Bedarf anderer Anti-Asthmatika deutlich einschränken kann.

Wie bereits gesagt, müssen wir davon ausgehen, daß inhalierbare Steroide nur zu einem kleinen Teil den Bronchialbaum erreichen (Tab. 5). Die Masse der inhalierten Partikel verbleibt im Oropharynx. Das hat zur Folge, daß gehäuft Candidamykosen in der Mundhöhle auftreten können. In etwa 5% der Fälle kommt es zu dieser Komplikation. Bei gewissenhaftem Ausspülen der Mundhöhle nach Steroidinhalation bzw. nach Reinigung der Mundhöhle durch Nahrungsaufnahme zwingt eine inhalative Steroidtherapie aber nur selten zum Therapieabbruch.

Tabelle 5 Depositionsverteilung bei Dosier-Aerosol-Therapie

DA	10%
Oropharynx	80%
Atemwege	5%
Alveolen	4%
Exhaliert	1%

Um die endobronchiale Deposition von inhalierbaren Steroiden zu erhöhen, wird empfohlen, die Verneblung von Medikamenten durch Vorschalten eines Totraumvergrößerers (Spacer, Volumatik) zu verbessern. Wir wissen, daß auf diese Art und Weise in der Tat die Deposition von Aerosolteilchen im Bronchialbaum deutlich erhöht werden kann. In Abhängigkeit vom Krankheitsbild kommt es zu einer Erhöhung der endobronchialen Partikelabscheidung von 50–100%, wobei insbesondere Patienten mit Asthma und chronischer Bronchialobstruktion von einer solchen Inhalation mit vorgeschaltetem Totraumvergrößerer profitieren (Tab. 6).

Ein solcher vorgeschalteter Spacer sollte immer dann eingesetzt werden, wenn ein oropharyngealer Soor aufgetreten ist bzw. zu Krankheitszeichen führt. In diesem Zusammenhang ist in Erinnerung zu rufen, daß etwa 50–70% unserer Patienten mit Asthma bronchiale Soorpilze in ihrer Mundhöhle beherbergen,

Tabelle 6 Veränderte intrapulmonale Deposition von isotopen-markierten Aerosolteilchen infolge „Spacer“

Gesund	+ ≈ 5%
Bronchitis	+ ≈ 5%
Asthma	+ ≈ 50%*
COPD	+ ≈100%*

* nach Newman et al. 1986

ohne daß sie deswegen einen symptomatischen Soor der Mundhöhle entwickeln. Weiterhin sollte ein Totraumvergrößerer benutzt werden, wenn das Asthma mit einer Dosier-Aerosol-Therapie nicht ausreichend kontrolliert ist. Sinnvoll ist es, wenige Minuten vor der Gabe eines inhalierbaren Steroids ein Beta-Mimetikum zu inhalieren, um auf diese Art und Weise das Steroid tiefer in den Bronchialbaum inhalieren zu können. Schließlich sollte auch bei extrem hohem Steroidbedarf daran gedacht werden, daß die Inhalation von Steroiden mit dem üblichen Dosier-Aerosol, die streng atemsynchron zu erfolgen hat, nicht richtig gehandhabt wird. Auch wenn starker Hustenreiz oder eine kurzfristige bronchospastische Reaktion bei der Inhalation mittels Dosier-Aerosol auftritt, sollte ein zusätzlicher Totraumvergrößerer versucht werden (Tab. 7).

Tabelle 7 „Spacer“ statt Dosier-Aerosol (nach J. T. Toogood 1987)

1. Oropharyngealer Soor
2. Asthma nicht ausreichend kontrolliert
3. unveränderter oraler Prednisonbedarf
4. tgl. topischer Steroidbedarf > 0,8 mg
5. Hustenreiz, Bronchospasmus

Eine weitere Nebenwirkung inhalativ gegebener Steroide, die Heiserkeit, ist möglicherweise Folge einer steroidbedingten Myopathie der kleinen Muskeln des Kehlkopfes. Auch diese Nebenwirkung ist bei Absetzen der Steroide reversibel.

Zusammenfassend kann festgehalten werden, daß inhalative Steroide eine eindeutige prophylaktische und therapeutische Wirkung bei Asthma bronchiale haben, und daß sie nicht erst eingesetzt werden sollten, wenn reine Prophylaktika wie DNCG sowie Betamimetika und Theophyllin keine ausreichende Wirkung zeigen. Diese schematische Einreihung in ein Stufenschema ist aus neuerer Sicht nicht mehr sinnvoll. Die Deutsche Liga zur Bekämpfung der Atemwegserkrankungen hat dem Rechnung getragen und inhalierbare Steroide beim Asthma bronchiale durchaus auch als Therapeutikum der ersten Wahl aufgefaßt. Allerdings sollte bei Beginn einer antiobstruktiven Therapie durch-

aus zwischen Asthma bronchiale und chronisch obstruktiver Bronchitis unterschieden werden. Bei der letzten Erkrankung ist der Beginn einer Therapie mit Betamimetika und Theophyllin nach wie vor sinnvoll. Insbesondere wenn Betamimetika und Theophyllin nicht hinreichend wirksam sind und die zusätzliche inhalative Steroidtherapie Beschwerdefreiheit bzw. Normalisierung der Lungenfunktion bewirkt, sollte in einem zweiten Schritt versucht werden, zunächst Theophyllin und dann auch Betamimetika zu reduzieren bzw. abzusetzen (nur unter Kontrolle der Lungenfunktion).
Faßt man abschließend die wesentlichen Änderungen unserer Zielvorstellungen einer Langzeittherapie des Asthma bronchiale, basierend auf den Erfahrungen mit inhalierbaren Glukokortikoiden in den letzten Jahren zusammen, dann kommt man zu folgendem Ergebnis:

1. Inhalierbare Steroide zeigen eine eindeutige Wirkung auf Asthmasymptomatik und Lungenfunktion ohne die bei systemischer Gabe zu befürchtenden systemischen Nebenwirkungen. Mögliche lokale Nebenwirkungen sind Soor der Mundhöhle und Heiserkeit. Mit diesen Nebenwirkungen ist nur in einem geringen Prozentsatz zu rechen. Die günstige Relation von Wirkung zu Nebenwirkungen rechtfertigt den Einsatz von inhalierbaren Steroiden auch beim leichteren Asthma bronchiale.

2. Eine Basistherapie mit Beta-Sympatikomimetika und Theophyllin kann bei einem Teil der Asthma-Patienten durch eine Monotherapie bzw. Monoprophylaxe mit inhalierbaren Steroiden ersetzt werden.

3. Auch bei notwendiger systemischer (oraler) Steroidgabe kann die zusätzliche inhalative Gabe von Steroiden zur Verminderung systemischer Nebenwirkungen sinnvoll sein.

Weiterführende Literatur

Ellul – Micallef, R., W. K. Lam, J. H. Toogood (Hrsg.): Advances in the use of inhaled cortico-steroids. Excerpta Medica Asia Ltd., Hongkong, 1987.

Fabel, H. (Hrsg.): Corticosteroide bei Atemwegserkrankungen. Verlag für angewandte Wissenschaften, München, 1985.

Schultze-Werninghaus, G., M. Debelic (Hrsg.): Asthma. Springer-Verlag, Berlin, 1988.

Stellenwert der Steroide in der Behandlung des kindlichen Asthma bronchiale

U. Wahn

In der Langzeitbehandlung des chronischen Asthma bronchiale im Kindesalter kommt dem Einsatz von Glukokortikosteroiden als einer Gruppe anti-inflammatorisch wirksamer Substanzen mit präventiver Wirksamkeit auf die bronchiale Hyperreagibilität besondere Bedeutung zu. In der Vergangenheit sind insbesondere die folgenden Therapie-Regimes praktiziert und empfohlen worden:

1. Die tägliche orale Gabe („bursts") während einer Asthmaepisode zusätzlich zur nichtsteroidalen präventiven Therapie.
2. Injektionen von ACTH.
3. Die alternierende morgendliche Gabe per os.
4. Die inhalative Therapie mit lokal anti-inflammatorisch wirksamen Kortikosteroid-Derivaten mit möglichst großer therapeutischer Breite. Diese Therapie wurde insbesondere im vergangenen Jahrzehnt eingesetzt und umfaßt die Applikation per Dosieraerosol, die Pulverinhalation sowie die Vernebelung mit Hilfe eines Inhaliergerätes.

Im folgenden soll wegen der besonderen Bedeutung der inhalativen Behandlung ausschließlich auf die Rolle der topischen Glukokortikosteroid-Behandlung beim kindlichen Asthma eingegangen werden.

Effekte der Behandlung mit topischen Steroiden

Voraussetzung für eine effektive Therapie mit inhalativ verabreichten Glukokortikosteroiden ist eine möglichst optimale Deposition am Ort der Entzündung. Untersuchungen mit Inhalationshilfen („Spacer"), bei denen radioaktiv markierte Aerosol-Partikel verabreicht wurden, haben zeigen können, daß die ungünstigen Depositionseffekte, wie sie bei Verwendung von Dosieraerosol ohne Inhalationshilfe auftreten, durch die apparative Unterstützung deutlich

verbessert werden können. Ebenso führt die Spacer-Inhalation in Kombination mit einem Ausspülen des Mundes nach der Inhalation zu einer drastischen Reduktion der auch bei Kindern gelegentlich zu beobachtenden Candida-stomatitis.
In den vergangenen 10 Jahren haben sich insbesondere Beclometason dipropionat sowie Budesonid als topisch wirksame Steroidpräparationen auch im Kindesalter durchsetzen können. Die nach Inhalation über die Atemwege in den Kreislauf resorbierten Substanzen werden zu über 90% bereits beim ersten Durchgang durch die Leber in inaktive Metaboliten abgebaut („first pass effect"), was in gleicher Weise für die verschluckten Anteile des Aerosols, die über den Darm resorbiert werden, gilt.
Untersuchungen verschiedener Autoren haben in den letzten Jahren übereinstimmend zeigen können, daß der Grad der bronchialen Hyperreagibilität bei Kindern mit Dauertherapie-bedürftigem Asthma bronchiale durch den Einsatz inhalativer Glukokortikosteroide deutlich vermindert werden kann. So konnten Kerrebijn und Mitarbeiter an Kindern mit Asthma bronchiale aufzeigen, daß eine mehrmonatige Behandlung mit Budesonid die durch Histamininhalation induzierte PD_{20} für FEV_1 signifikant erhöht, während in einem Kontrollkollektiv unter Inhalation mit Salbutamol eine Tendenz zur Zunahme der bronchialen Hyperreagibilität beobachtet wurde. Auch die durch eine artefizielle (iatrogene) Allergeninhalation induzierte bronchiale Hyperreagibilität, meßbar mit Hilfe der PD_{20}-Histamin vor und nach einer Allergenprovokation, ist durch vorherige Gabe von Beclometason dipropionat ähnlich wie durch Dinatrium-chromoglykat im Vergleich zu Kontrollkollektiven deutlich zu vermindern. Ähnliche Effekte wurden im Zusammenhang mit dem belastungsinduzierten Asthma bei Kindern beschrieben.
Einige wenige Untersuchungsbefunde mit Beclometason dipropionat-Inhalationslösung, die über einen Kompressionsvernebler appliziert wurden, deuten auf die Möglichkeit hin, auch im Kleinkindesalter, in dem eine Inhalation mittels Dosier-Aerosol noch nicht möglich ist, die bronchiale Hyperreagibilität therapeutisch günstig zu beeinflussen. Leider sind offensichtlich bestehende Probleme mit der Löslichkeit der Substanz dafür verantwortlich, daß Inhalationslösungen mit topischen Kortikosteroiden in Deutschland bisher nicht auf dem Markt sind.
Versucht man, die Wirksamkeit von Beclometason dipropionat und Budesonid vergleichend zu beurteilen, so können beide Substanzen als ähnlich wirksam angesehen werden, wobei der längere therapeutische Effekt von Budesonid eine 2 × tägliche Dosierung ermöglicht und somit Vorteile bietet. Für beide Substanzen wird der therapeutische Effekt durch Spacer-Systeme verbessert. Derartige Spacer-Inhalationen sind im Kleinkindesalter bisher die einzige akzeptable Lösung für die Therapie.

Topische Glukokortikosteroide und Nebenwirkungen

Mögliche systemische Nebenwirkungen einer Langzeittherapie mit topischen Glukokortikosteroiden sind im Laufe der letzten 10 Jahre eingehend untersucht worden: die Methoden zur Erkennung auch geringfügiger systemischer Effekte sind in Tabelle 1 dargestellt.

Tabelle 1 Evaluation einer Nebennierenrindensuppression

1. ACTH oder CRF-Stimulation (Kortisol, Androstendion).
2. Hypoglykämie-Streß.
3. Plasmakortisol (morgens nüchtern).
4. 24-Stunden-Kortisol-Exkretionsrate.
5. 17-Ketosteroide im Urin.
6. 17-Hydroxikortikosteroide im Urin.
7. THE und THF im Urin.

Untersuchungen mit Hilfe der ACTH-Stimulation wurden von zahlreichen Gruppen durchgeführt und deuten auf eine gute therapeutische Breite sowohl von Budesonid als auch Beclometason dipropionat hin. Tagesdosen von 200–400 mg/die werden von Kindern ohne Hinweise auf einen Nebennierenrindensuppression gut toleriert. Eine Erhöhung auf 400–800 mg/die ergab jedoch für Beclometason dipropionat gewisse Hinweise auf eine einsetzende Suppression, was in einem Kontrollkollektiv mit Budesonid nicht nachweisbar war. Möglicherweise hat Budesonid somit eine größere therapeutische Breite. Subtile Untersuchungen von Law und Mitarbeitern an Kindern unter Beclometason dipropionat, bei denen Kortisol Tagesprofile (Kortisol-Plasmaspiegel im Abstand von 20 Min. über 24 Std. bestimmt) ermittelt wurden, ergaben Hinweise auf eine nächtliche Suppression der Nebennierenrindensekretion in Abhängigkeit von der inhalierten Beclometason-Dosis die zwischen 300–1000 mg/die lag. Eigene Studien, in deren Rahmen die Hauptmetabolite von Kortisol, Tetrahydrokortison und Tetrahydrokortisol im 24 Std. Urin ermittelt wurden, zeigten lediglich in Einzelfällen Hinweise auf eine leicht verminderte Sekretion unter Beclometason dipropionat.

Stellenwert inhalativer Kortikosteroide im Rahmen des Asthma bronchiale bei Kindern

Die Tatsache, daß eine Langzeittherapie mit topischen Glukokortikosteroiden beim Asthma bronchiale als relativ nebenwirkungsarm angesehen werden kann, daß für den Einsatz dieser Substanzen eine gute therapeutische Breite vorhanden ist, und daß andererseits eine Langzeit-Theophyllingabe bei Kindern zwar keine gefährlichen, jedoch gelegentlich unangenehme subjektive Nebenwirkungen induziert, hat im Laufe der letzten Jahre verschiedene Zentren veranlaßt, sich bei der Langzeittherapie des kindlichen Asthma bronchiale bereits frühzeitig, d. h. nach dem Einsatz von DNCG, vorzunehmen. Diese Tendenz paßt zum modernen Konzept des Asthma bronchiale als einer mit einer chronischen Inflammation einhergehenden bronchialen Hyperreagibilität, deren Blockade erstes Ziel sein muß und die den Einsatz von Bronchiodilatatoren häufig überflüssig macht.

Weiterführende Literatur

[1] Cockcroft, D. W., K. Y. Murdock: Comparative effects of inhaled salbutamol, sodium cromoglycate, and beclomethasone dipropionate on allergen-induced early asthmatic responses, late asthmatic responses, and increased bronchial responsiveness to histamine. J. Allergy Clin. Immunol. **79** (1987) 734–740.

[2] Dolan, L. M., H. H. Kesarwala, J. C. Holroyde et al.: Short-term, high-dose, systemic steroids in children with asthma: The effect on the hypothalamic-pituitary-adrenal axis. J. Allergy Clin. Immunol. **78** (1987) 81–87.

[3] Godfrey, S., L. Balfour-Lynn, M. Tooley: A three- to five-year follow-up of the use of the aerosol steroid, beclomethasone dipropionate, in childhood asthma. J. Allergy Clin. Immunol. **62** (1978) 335–339.

[4] Goldstein, D., P. König: Hypothalamic-Pituitary-Adrenal (HPA) Axis Function In Children Treated With Inhaled Beclomethasone Dipropionate (BDP). J. Allergy Clin. Immunol. **69** (1982) 199.

[5] Gordon, A. C. H., C. F. McDonald, S. A. Thomson et al.: Dose of inhaled budesonide required to produce clinical suppression of plasma cortisol. Eur. J. Respir. Dis. **71** (1987) 10–14.

[6] Law, C. M., J. L. Marchant, J. W. Honour et al.: Nocturnal Adrenal Suppression In Asthmatic Children Taking Inhaled Beclomethasone Dipropionate. Lancet **1** (1986) 942–944.

[7] Brown, H. M., G. Storey, F. A. Jackson: Beclomethasone Dipropionate Aerosol In Long-Term Treatment Of Perennial And Seasonal Asthma In Children And Adults: A Report Of Five-And-Half Years' Experience in 600 Asthmatic Patients. Br. J. Clin. Pharmacol. **4** (1977) 2595–2675.

[8] Brown, H. M.: Nocturnal Adrenal Suppression In Children Inhaling Beclomethasone Dipropionate. Lancet **1** (1986) 1269.

[9] Kerrebijn, K. F., E. E. M. van Essen-Zandvliet, H. J. Neijens: Effect of long-term treatment with inhaled corticosteroids and beta-agonists on the bronchial responsiveness in children with asthma. J. Allergy Clin. Immunol. **79** (1987) 653–659.

[10] Salzman, G. A., D. R. Pyszczynski: Oropharyngeal candidiasis in patients treated with beclomethasone dipropionate delivered by metered-dose inhaler alone and with Aerochamber. J. Allergy Clin. Immunol. **81** (1988) 424–428.

[11] Wahn, U., W. Rauh, Chr. Lipinski et al.: Nebennierenrindenfunktion nach Langzeitbehandlung mit Beclometasondipropionat (BDP) beim kindlichen Asthma Bronchiale. Monatsschr. Kinderheilk. **126** (1978) 87–89.

[12] Wyatt, R., J. Waschek, M. Weinberger et al.: Effects of Inhaled Beclomethasone Dipropionate And Alternate-Day Prednisone On Pituitary-Adrenal Function In Children With Chronic Asthma. New Engl. J. Med. **299** (1978) 1387–1392.

Probleme und Nebenwirkungen der Glukokortikosteroid-Therapie

K.-J. Gräf

Einleitung

Seit der Entdeckung der entzündungshemmenden Wirkung der Substanz E – die man später Kortison nannte – durch den amerikanischen Rheumatologen Hensch im Jahre 1948 [5] hat sich das Indikationsspektrum für Glukokortikosteroide ständig erweitert. Hatte Hensch mit dieser Substanz zunächst dramatische Behandlungserfolge bei der primär chronischen Polyarthritis erzielen können, so gibt es heute praktisch kaum ein Fachgebiet der klinischen Medizin, in dem auf die Anwendung von Glukokortikosteroiden verzichtet werden kann [2]. Die Grundlagen zu dieser breiten klinischen Anwendung wurden bereits in den 50er Jahren durch die Entwicklung hochpotenter synthetischer Glukokortikosteroide mit nur sehr geringer oder sogar fehlender Mineralokortikoidwirkung geschaffen (Tab. 1). Interessanterweise haben einige der seinerzeit entwickelten Substanzen, wie z. B. Prednison, Prednisolon und Dexamethason bis heute ihren festen Platz in der Pharmakotherapie als sogenannte Standard-Glukokortikosteroide behaupten können. Für die systemische Applikation sind seither nur wenige wirklich neue Steroide mit einer vergleichbaren klinischen Wirksamkeit wie die o. g. entwickelt worden. Dennoch hat sich das Spektrum der Hersteller und Vertreiber von Glukokortikosteroiden – in Analogie zur Ausweitung des Indikationsspektrums – in den vergangenen Jahren ganz

Tabelle 1 Relative Glukokortikoid-/Mineralokortikoidwirkung einiger Glukokortikoide

	Glukokortikoid-wirkung	Mineralokortikoid-wirkung
Cortisol	1	1
Prednisolon	4	0,6–0,8
6 α-Methylprednisolon	5	0–0,5
Triamcinolon	5	0
Betamethason	30	0
Dexamethason	25	0
		(Aldosteron: 3000)

erheblich erweitert. Die überragende Bedeutung, die Glukokortikosteroide in der Pulmologie ganz ohne jeden Zweifel erlangt haben, ist vor allem auf die antiphlogistische Partialwirkung (Hemmung der bronchialen Hyperreagibilität, Hemmung der Mucushypersekretion) sowie auf die inhibitorische Wirkung auf die Mastzellen (Hemmung der Bildung, Speicherung und Freisetzung verschiedener Mediatoren) zurückzuführen [6, 9, 10, 14, 16].
Ein wichtiger Entwicklungsfortschritt der letzten Jahre ist eng mit der Einführung und Indikationsausweitung der inhalativen Glukokortikosteroide verbunden. Die breite klinische Anwendung dieses Therapieprinzips [7] hat in den vergangenen Jahren – vor allem in der Pulmologie – ganz wesentlich zur Reduktion der systemischen Anwendung von Glukokortikosteroiden beigetragen.

Allgemeine Therapieprinzipien

In den letzten 40 Jahren sind – sozusagen therapiebegleitend – umfangreiche Erfahrungen nicht nur zur therapeutischen Wirksamkeit, sondern auch zu Risiken und Problemen der Glukokortikosteroid-Therapie gemacht worden [8]. Will man Wirkungen und Nebenwirkungen von Pharmaka verstehen und abschätzen können, ist es unerläßlich, einige pharmakologische Grundeigenschaften dieser Substanzen zu kennen. Hierzu zählen u. a. Kenntnisse zur Resorption, zum Metabolismus, zur Rezeptorbindungsaffinität sowie zur Eliminationsgeschwindigkeit der betreffenden Substanzen [3]. In der Tabelle 2 sind einige dieser Daten exemplarisch für eine Reihe im klinischen Alltag wichtiger Glukokortikosteroide zusammengefaßt. Aus den verschiedenen pharmakologischen Eigenschaften ergibt sich im Substanzvergleich die relative Wirksamkeit (Cushing Schwellendosis, Tab. 3).

Tabelle 2 Relative Affinität verschiedener Glukokortikoide zu CBG, zum Glukokortikoidrezeptor und zu Albumin

	CBG	Rezeptor	Albumin
Cortisol	100	100	100
Prednisolon	58	220	61
6 α-Methylpredinisolon	< 1	600 – 1190	74
Triamcinolon	< 1	100 – 190	
Betamethason	< 1	540	> 100
Dexamethason	< 1	100 – 710	> 100

Tabelle 3 Cushing Schwellendosis und Plasmahalbwertszeit einiger Glucocorticoide

	Cushing Schwellendosis (mg)	HWZ (Min.)
Cortisol	30	80–120
Prednisolon	7,5	120–300
6 α-Methylprednisolon	6	120–200
Triamcinolon	6	200–300
Betamethason	1	130–360
Dexamethason	1,5	144–280

Bei der systemischen Applikation von Glukokortikosteroiden muß zunächst zwischen der Therapieindikation im Notfall, so z. B. beim Status asthmaticus, und der chronischen Anwendung unterschieden werden. Für die Notfallbehandlung ist es letztlich sekundär, welches Glukokortikosteroid eingesetzt wird. Wichtig ist nur, daß es möglichst potent ist, und daß es sofort intravenös appliziert wird. Ob die bislang übliche intravenöse Therapie in dieser Indikation tatsächlich der oralen Medikation überlegen ist, kann zur Zeit noch nicht sicher beurteilt werden. Derzeit bleibt lediglich der Hinweis, daß diese Frage in der letzten Zeit offenbar kontrovers diskutiert wird [1]. Zunächst wird in der Notfalltherapie, wie beim Status asthmaticus nach unserer Auffassung allein aus pragmatischen Gründen die intravenöse Injektion weiterhin die Applikationsform der Wahl bleiben. In diesem Zusammenhang ist selbstverständlich auch immer wieder die Frage nach dem Wirkungseintritt – dessen Maximum nach der intravenösen wie nach der oralen Gabe erst 3–6 Stunden später erreicht wird – zur Diskussion gestellt worden. Diese Befunde haben in letzter Zeit zunehmend sogar zu der Empfehlung geführt, Glukokortikosteroide auch im Notfall beim Asthma bronchiale nur noch oral (zusätzlich zur inhalativen Glukokortikosteroidmedikation sowie zur Gabe von Beta-II-Sympathomimetika und Theophyllin) und nicht mehr intravenös zu applizieren [1]. Bevor ein derartiges Therapiekonzept allgemeinverbindlich empfohlen werden kann, sollten unbedingt weitere ergänzende Untersuchungen zu dieser Problematik durchgeführt werden. Unsere vorläufige Zurückhaltung und Skepsis zu einer derartigen Empfehlung gründet sich vor allem auf die langjährige klinische Erfahrung, die immer wieder zeigte, daß die intravenöse Gabe von Glukokortikosteroiden in vielen Fällen bereits innerhalb von 10–20 Minuten zu einer meist deutlichen, oft auch dramatischen Besserung der klinischen Symptomatik führt.

In der Pulmologie kommen im allgemeinen wegen der hohen Wirksamkeit die mittellang wirksamen Steroide wie Prednison und Prednisolon oder Methylprednisolon bevorzugt zur Anwendung. Die lang wirksamen Steroide wie Dexamethason und Betamethason haben sich hier bisher für die systemische

Anwendung nicht durchsetzen können. Dies liegt wohl vor allem auch daran, daß aufgrund der langen biologischen Halbwertszeit und der vergleichsweise 5-fach höheren Potenz dieser Steroide eine Zunahme der Nebenwirkungen befürchtet wird.

Für die Applikation im Notfall liegen die üblichen Dosierungen bei der einmaligen intravenösen Gabe zwischen 100 und 250 mg Prednisolon-Äquivalent. In besonders schweren Fällen werden oftmals auch wesentlich höhere Dosierungen – bis zu 1 g Prednisolon-Äquivalent – appliziert. Diese hochdosierte Glukokortikosteroid-Therapie wurde aus der Intensivmedizin – wie sie dort in den letzten Jahren bei der Behandlung des Schocks sowie bei polytraumatisierten Patienten eingesetzt wurde – übernommen [4]. Der Nachweis, daß dieses Therapieprinzip auch beim Status asthmaticus indiziert ist bzw. daß die hochdosierte Glukokortikosteroid-Therapie der konventionellen niedrig dosierten Behandlungsstrategie mit 1–3 mg Prednisolon-Äquivalent pro kg Körpergewicht überlegen ist, steht jedoch noch aus. Aufgrund unserer eigenen Erfahrungen kann derzeit eher angenommen werden, daß die hochdosierte Therapie mit Glukokortikosteroiden der üblichen Behandlungsstrategie – zumindest beim Status asthmaticus – nicht überlegen ist.

Die Frage, wie oft die intravenöse Glukokortikosteroid-Therapie im Notfall zu wiederholen ist, kann derzeit nicht allgemeinverbindlich beantwortet werden. Geht man einmal davon aus, daß entsprechend der biologischen und der Plasma-Halbwertszeit (Tab. 3) auch der relative Abfall der Glukokortikoidkonzentration von therapeutischer Relevanz ist, so kann zumindest für die Notfalltherapie des Status asthmaticus angenommen werden, daß die Behandlungsintervalle initial im allgemeinen 6–8 Stunden nicht überschreiten sollten [15]. Dies gilt natürlich nur dann, wenn bereits eine deutliche, aber nicht ausreichende klinische Besserung eingetreten ist, die mit anderen medikamentösen Maßnahmen allein nicht stabilisiert werden kann. In vielen Fällen wird die klinische Symptomatik jedoch bereits nach einer einmaligen intravenösen Applikation von Glukokortikoiden – im allgemeinen zusätzlich zu der üblichen Medikation mit Theophyllin und Beta-II-Sympathomimetika – so wesentlich und nachhaltig gebessert, daß eine Wiederholung der systemischen Steroidapplikation dann selbstverständlich nicht erforderlich ist.

Für die Langzeitanwendung von Glukokortikoiden gelten grundsätzlich andere Behandlungsprinzipien. In dieser Indikation werden Glukokortikosteroide – nach strenger Indikationsstellung – selbstverständlich immer oral und im allgemeinen in einer initialen Dosierung von 0,5–1 mg/kg Körpergewicht Prednisolon-Äquivalent gegeben.

Die intramuskuläre Applikation von sogenannten Depot-Kortikosteroiden ist in der Pulmologie, aber auch in anderen Fachgebieten wegen schwerwiegender Komplikationen und aufgrund der schlechten Steuerbarkeit dieser Behandlung weitestgehend verlassen worden und nur noch in Ausnahmefällen vertretbar.

In Abhängigkeit von der klinischen Symptomatik und der Indikationsstellung sollte die initiale Glukokortikosteroiddosis im allgemeinen langsam – entsprechend dem Krankheitsverlauf – reduziert werden. Klare Richtlinien, in welchen Dosisschritten die Reduktion des Glukokortikosteroids zu erfolgen hat, liegen nicht vor. Als Grundsatz kann gelten, daß die Reduktion bei einer nur kurzfristigen Glukokortikoidtherapie so schnell wie möglich unter Berücksichtigung der klinischen Symptomatik begonnen werden sollte. Die jeweiligen Dosisreduktionsschritte sollten in der Regel 10 mg Prednisolon-Äquivalent nicht überschreiten, wobei die zeitlichen Intervalle zur Dosisreduktion ganz wesentlich von der individuellen Situation des Patienten abhängen. Bei Patienten, die über Monate oder Jahre mit Glukokortikoiden behandelt wurden, sollte dagegen vorsichtiger vorgegangen werden. Wird eine derartige Behandlung zu schnell und unkontrolliert beendet, ist davon auszugehen, daß zumindest bei einem Teil dieser Patienten vorübergehend mit einer sekundären, meist relativen, Nebennierenrindeninsuffizienz zu rechnen ist [17]. Die Symptomatik der verminderten endogenen Kortikoidproduktion ist im Einzelfall nicht vorhersehbar und außerordentlich variabel. Es scheint im allgemeinen eine Beziehung zwischen der Applikationsdauer und der applizierten Dosis zu bestehen. Darüber hinaus gibt es Hinweise, daß insbesondere die 9 α-fluorierten Glukokortikosteroide die Hypophysen-Nebennierenrindenachse stärker supprimieren als die lang wirksamen Prednisolon-Derivate. In der Praxis hat es sich daher bewährt, eine Langzeittherapie mit Glukokortikosteroiden immer besonders vorsichtig, d. h. langsam „ausschleichend“ zu beenden. Durch ein derartiges Vorgehen kann das Risiko der Entwicklung einer Nebennierenrindeninsuffizienz zumindest deutlich vermindert werden. Sollte dennoch ein entsprechender Verdacht bestehen, so kann in solchen Fällen eine einmalige morgendliche Bestimmung der endogenen Kortisolbasalsekretion im Serum oder Plasma Klarheit bringen. In besonderen Situationen – vor allem immer dann, wenn die Frage der relativen Nebennierenrindeninsuffizienz zur Diskussion steht – kann es unter Umständen notwendig werden, zusätzlich den ACTH-Kurztest oder den Insulinhypoglykämie-Test durchzuführen. Der ACTH-Kurztest hat geringere Risiken und ist wahrscheinlich ähnlich zuverlässig wie der klassische Insulinhypoglykämie-Test [12].

Zur Frage der zirkadianen oder alternierenden Therapie ist immer wieder Stellung genommen worden [13]. Vom theoretischen Ansatz her ist davon auszugehen, daß die alternierende Glukokortikosteroidbehandlung das Behandlungsprinzip mit den wenigsten Nebenwirkungen ist. Ein wichtiger Nachteil dieser Therapiestrategie ist es, daß unter der Behandlung kurzfristig immer wieder sehr niedrige Kortikoidspiegel die therapeutische Wirksamkeit gefährden. Mit Bezug zur klinischen Praxis – und insbesondere unter Berücksichtigung der Compliance der Patienten – kann daher davon ausgegangen werden, daß letztlich doch der zirkadianen Therapie der Vorzug zu geben ist.

Interaktionen mit Glukokortikoidwirkungen

Die Problematik der Interaktion zwischen Glukokortikosteroiden und anderen Medikamenten ist bisher relativ wenig untersucht [11]. Da die biologische Verfügbarkeit von Glukokortikosteroiden ganz wesentlich von der Eiweißbindung abhängt, ist zu berücksichtigen, daß z. B. Östrogene die Synthese des Kortisol-bindenden Globulins stimulieren. Es kommt daher unter einer Behandlung mit Östrogenen (und somit auch bei der Anwendung oraler Kontrazeptiva) für alle die Glukokortikoide, die eine hohe Eiweißbindung aufweisen – also für Kortikoide vom Prednisolontyp sowie für Hydrokortison und Kortison – zu einer Abnahme des freien, biologisch verfügbaren Kortikosteroids, während die Gesamtsteroidkonzentration aufgrund des erhöhten proteingebundenen Anteils sogar zunimmt.

Für den medizinischen Alltag wichtig ist ferner, daß Antikonvulsiva und Sedativa, wie z. B. Barbiturate und Diphenylhydantoin, aber auch Ephedrin und Rifampizin durch die Induktion mikrosomaler Enzyme der Leber den Abbau von Glukokortikosteroiden beschleunigen, also die Glukokortikoidwirkung vermindern können. Ebenso führen Acetylcholinesterasehemmer zu einer Abnahme der Glukokortikosteroidwirkung, die wahrscheinlich durch Interaktionen am Rezeptor bedingt ist.

Grundsätzlich können natürlich nicht nur Medikamente die Glukokortikosteroidwirkung beeinflussen, sondern Glukokortikoide selbst können auch mit der Wirkung anderer Medikamente interferieren. Hier ist an erster Stelle natürlich die teilweise insulinantagonistische Wirkung von Glukokortikosteroiden zu nennen. Erwähnenswert und im allgemeinen weniger bekannt ist ferner die Beeinflussung der Diuretikawirkung durch die partielle Mineralokortikoidwirkung von Glukokortikosteroiden des Prednisolontyps.

Die Wirkung von Pancuronium, einem Muskelrelaxans, wird durch Glukokortikosteroide durch bisher noch nicht geklärte Mechanismen vermindert. Gleiches gilt für Salicylate, wobei hier ursächlich eine Zunahme der Clearancerate diskutiert wird.

Die Wirkung von Glukokortikoiden wird auch durch verschiedene Krankheiten beeinflußt [8]; so kann z. B. bei schweren Leberfunktionsstörungen die Halbwertszeit für Glukokortikosteroide u. U. bis auf das 5-fache verlängert sein. Erwartungsgemäß ist die Halbwertszeit von Glukokortikoiden bei der Hyperthyreose verkürzt und umgekehrt bei der Hypothyreose verlängert. Interessanterweise scheint die Ursache hierfür nicht, wie zunächst erwartet, die Stoffwechselsteigerung bzw. -verminderung an sich zu sein. Ungeklärt ist ferner die verlängerte Wirkungsdauer von Glukokortikosteroiden bei der kongestiven Kardiomyopathie und die verkürzte Wirkungsdauer bei der Sepsis.

Es werden mit Blick auf die hier nur skizzierten Interaktionen zukünftig ganz sicher weitere detaillierte Untersuchungen notwendig sein, um Klarheit in diese Zusammenhänge und Interaktionen zu bringen.

Nebenwirkungen

Die Vielfalt der durch Glukokortikosteroide verursachten Wirkungen und Nebenwirkungen ist allgemein bekannt.
Zu den wichtigsten Nebenwirkungen [8] zählt die diabetogene Wirkung von Glukokortikosteroiden. Glukokortikosteroide verstärken die Wirkung von Glukagon sowie die der Katecholamine, sie wirken außerdem lipolytisch, aber auch insulinsynergistisch. Unter der Therapie mit Glukokortikosteroiden kommt es in Abhängigkeit von der Therapiedauer und der applizierten Dosis sehr häufig zur Entgleisung eines zuvor gut eingestellten Diabetes mellitus. In vielen Fällen wird unter einer derartigen Therapie auch ein Diabetes mellitus neu entdeckt. Besonders gefährdet sind vor allem Patienten mit einer familiären Disposition sowie ganz allgemein ältere Patienten mit einer latenten diabetischen Stoffwechsellage. Konsequenterweise sind daher unter einer Glukokortikosteroid-Therapie unbedingt regelmäßige Blutzucker- und Urinzucker-Kontrollen erforderlich. Darüber hinaus sollten alle Patienten über die Zusammenhänge der Polyurie und Polydipsie und somit über das Risiko der Entwicklung eines Diabetes mellitus sorgfältig aufgeklärt werden.
Eine weitere, sehr ernstzunehmende und wichtige Nebenwirkung ist die Entwicklung der Osteoporose sowie der Osteonekrose, wie sie unter der Langzeitbehandlung mit Kortikosteroiden auftreten können. Die Entwicklung der Osteoporose wird einerseits durch den Katabolismus mit folgender Adynamie und Muskelschwund, andererseits durch direkte Wirkungen am Skelettsystem, an den Nebenschilddrüsen, am Dünndarm und an der Niere verursacht. Die wesentlichen Mechanismen, die zur Osteoporose führen, sind in der Abbildung 1 schematisch zusammengefaßt. Glukokortikosteroide bewirken einerseits eine Abnahme des Knochenaufbaus bei gleichzeitiger Stimulierung des Knochenabbaus. Außerdem verursachen Glukokortikosteroide eine Stimulation der Parathormonsekretion, das seinerseits ebenfalls den Knochenaufbau vermindert und den Knochenabbau beschleunigt. Wesentliche Faktoren sind ferner die Glukokortikosteroid-vermittelte Abnahme der Kalziumabsorption im Dünndarm sowie die vermehrte Ausscheidung von Kalzium und Phosphat über die Nieren. Zwischen diesen verschiedenen Mechanismen bestehen zahlreiche Interaktionen, die alle schließlich zur Verminderung der Knochenmatrix sowie zur Hypokalzämie und zur Hypophosphatämie führen (Abb. 1).
Die wichtigste therapeutische Maßnahme zur Vermeidung der Osteoporose ist natürlich die möglichst weitgehende Reduktion der Steroiddosis sowie die Förderung der körperlichen Aktivität. Erst an zweiter Stelle kommen medikamentöse Maßnahmen in Frage. Günstige Wirkungen sind unter einer Natriumfluorid-Medikation sowie in besonders schweren Fällen auch unter einer Kalzitonin-Therapie beobachtet worden. Frauen, die im Mittel mit ca. 40%

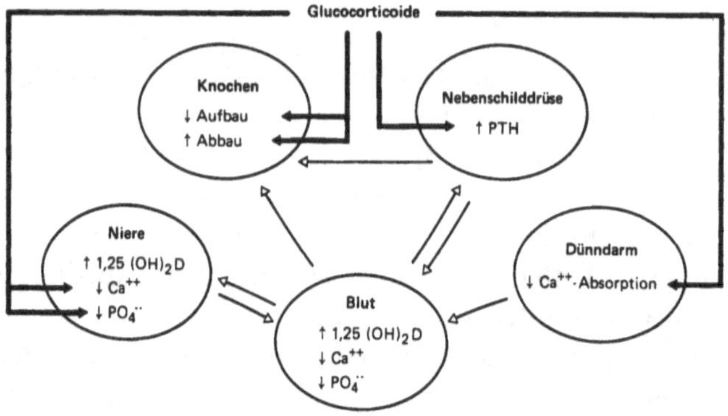

Abb. 1 Glukokortikoide: Nebenwirkungen

etwa doppelt so häufig wie Männer eine Osteoporose unter einer Glukokortikosteroidbehandlung entwickeln, sollte heute insbesondere in der Postmenopause unbedingt zu einer Östrogenbehandlung geraten werden.
Zur Frage der ulcerogenen Wirkung von Glukokortikoiden ist festzustellen, daß bisher auch in größeren Studien nicht belegt werden konnte, daß Glukokortikosteroide selbst die Entstehung von Ulcera ventriculi bzw. Ulcera duodeni fördern. Problematisch ist dagegen die Glukokortikosteroid-Behandlung bei bereits bestehender Ulcusanamnese bzw. Ulcuskrankheit sowie bei Patienten mit schweren Allgemeinerkrankungen, so z. B. bei Patienten auf Intensivstationen. Bei dieser Patientengruppe kann die Glukokortikosteroid-Therapie tatsächlich zu Komplikationen führen, so daß in diesen Situationen ganz besonders strenge Maßstäbe der Überwachung notwendig werden.
Von großer Wichtigkeit ist auch der Hinweis auf mögliche ophthalmologische Nebenwirkungen, wie sie unter einer Behandlung mit Glukokortikosteroiden nicht selten zu beobachten sind. Komplikationen sind im allgemeinen bei der systemischen Anwendung erst in Dosierungen oberhalb von 10 mg Prednisolon-Äquivalent oder aber im Rahmen einer lokalen Kortikoidbehandlung zu erwarten. Besonders problematisch ist vor allem die Entwicklung des Kortison-Glaukoms durch Störungen des Kammerabflusses sowie des Kortison-bedingten Kataraktes. Zu erwähnen ist ferner, daß Glukokortikosteroide bei bakteriellen Infektionen der vorderen Augenkammern eine weitere Keimausbreitung oder eine mykotische Superinfektion begünstigen können, so daß schwere Hornhautschäden die Folge sein können. Regelmäßige augenärztliche Untersuchungen sind daher während einer Langzeitbehandlung mit Glukokortikosteroiden unbedingt zu fordern. Nur auf diese Weise lassen sich die in den Frühstadien meist reversiblen ophthalmologischen Komplikationen rechtzeitig erkennen und somit auch beherrschen.

Zusammenfassung

Wie kaum ein anderes Medikament sind Glukokortikosteroide in den vergangenen vier Jahrzehnten sehr erfolgreich in den verschiedensten Indikationen eingesetzt worden. Gleichzeitig ist unser Verständnis für die Probleme und Risiken der Behandlung mit Glukokortikoiden stetig gewachsen.
Bei einem sinnvollen Einsatz der Glukokortikosteroide sind die potentiellen Nebenwirkungen in aller Regel vermeidbar oder doch beherrschbar. Neben dem allgemeinen Anspruch, mit der niedrigst möglichen Dosis noch einen ausreichend guten Therapieeffekt erzielen zu können, haben in letzter Zeit vor allem in der Pulmonologie die inhalativen Glukokortikosteroide neue Maßstäbe in der Therapie der obstruktiven Atemwegserkrankungen gesetzt. Es ist anzunehmen, daß sich dieses Therapieprinzip weiter durchsetzen wird, zumal sich hier die glückliche Situation ergibt, einerseits die systemischen Glukokortikosteroidwirkungen und -nebenwirkungen zu minimieren und gleichzeitig die therapeutische Wirksamkeit zu optimieren.

Literatur

[1] American Thoracic Society: Standards for the diagnosis and care of patients with chronic obstructive pulmonary disease (COPD) and asthma. Am. Rev. Respir. Dis. **136** (1987) 225–244.

[2] Bartoszek, M., S. J. Szefler: Corticosteroid therapy in adolescent patients. J. Adolesc. Health Care **8** (1987) 84–91.

[3] Ballard, P. L.: Delivery and transport of glucocorticoids to target cells. In: Glucocorticoid hormone action (Hrsg. J. D. Baxter, G. G. Rousseau), Kap. 2, 22–48. Springer Verlag, Berlin – Heidelberg – New York 1979.

[4] Bernard, G. R., J. M. Luce, C. L. Sprung et al.: High-dose corticosteroids in patients with the adult respiratory distress syndrome. N. Engl. J. Med. **317** (1987) 1565–1570.

[5] Hench, Ph., E. C. Kendall, Ch. H. Slocumb et al.: The effect of a hormone of the adrenal cortex (17-hydroxy-11-dehydrocorticosterone: Compound E) and of pituitary adrenocorticotropic hormone on rheumatoid arthritis. Proc. Mayo Clin. **24** (1949) 181.

[6] Holgate, S. T., A. B. Kay: Mast cells, mediators and asthma. Clin. Allergy **15** (1985) 221–234.

[7] Johnson, C. E.: Aerosol corticosteroids for the treatment of asthma. Drug Intell. Clin. Pharm. **21** (1987) 784–790.

[8] Kaiser, H. (Hrsg.): Cortisonderivate in Klinik und Praxis. Thieme Verlag, Stuttgart – New York, 8. Auflage (1987).

[9] König, W., A. Bohn, I. Rauscher et al.: Die Mastzelle und der Arachidonsäurestoffwechsel als zentrale Effektoren allergischer Bronchialobstruktion. Internist **26** (1985) 182–194.

[10] König, W., A. Bohn, K. D. Bremm et al.: Die Rolle der Mastzellen bei allergischen entzündichen Erkrankungen. Prax. Klin. pneumol. **37** (1983) 127–138.

[11] Kümmerle, H.-P.: Klinische Pharmalogie. 4. Auflage (1988) V–3.5.3. ecomed, Landsberg, München, Zürich.

[12] Lindholm, J., H. Kehlet: Re-evaluation of the clinical value of the 30 min ACTH test in assessing the hypothalamic-pituitary-adrenocortical function. Clin. Endocrinol. **26** (1987) 53–59.

[13] Möllmann, H. W., J. Barth, E. W. Schmidt, P. Rohdewald: Glukokortikoidtherapie bei chronisch obstruktiven Atemwegserkrankungen. Atemw.-Lungenkrkh. **12**, 4 (1986) 158–168.

[14] Morley, J., S. Sanjar, S. P. Page: The platelet in asthma. Lancet **II** (1984) 1142–1144.

[15] Ratto, D., C. Alfaro, J. Sipsey, M. Glovsky, P. Shama: Are intravenous corticosteroids required in status asthmaticus? J. Amer. Ass. **260** (1988) 527.

[16] Schleimer, R. P., C. C. Fox, R. M. Naclerio et al.: Role of human basophils and mast cells in the pathogenesis of allergic disease. J. Allergy Clin. Immunol. **76** (1985) 369–374.

[17] Watson, A. C., R. L. Rosenfield, V. S. Fang: Recovery from glucocorticoid inhibition of the responses to corticotrophin-releasing hormone. Clin. Endocrinol. **28** (1988) 471–477.

Diagnostische und therapeutische Möglichkeiten bei Alveolitis/Lungenfibrose

J. Meier-Sydow, M. Rust

Einleitung

Die Begriffe interstitielle Lungenerkrankung, interstitielle Pneumonie, Pneumonitis, Alveolitis und Lungenfibrose werden vom Kliniker synonym verwendet, wobei die beiden letztgenannten die heute gebräuchlichsten sind. Dieser synonyme Gebrauch ist insofern berechtigt, als Fibrosierungen sehr frühzeitig im Verlauf einer Erkrankung auftreten können (bei der Schocklunge z. B. schon in wenigen Tagen). Darüber hinaus aber können einerseits florid-alveolitische, d. h. zellreiche und damit bindegewebsarme und andererseits fibrotische Bezirke in ein und derselben Lunge simultan unter Umständen viele Jahre lang nebeneinander bestehen. Sie existieren neben anderen Bezirken in allen Stadien des Übergangs von Alveolitis zu Fibrose. Der Begriff der „fibrosierenden Alveolitis", durch die klassische Veröffentlichung von Scadding und Hinson [32] allgemein bekannt geworden, ist deshalb eine treffende Bezeichnung. Andererseits berührt unser Thema aber auch perakute Entzündungen wie z. B. diejenige bei der fulminanten Lupus-Nephritis und -Alveolitis. Wir werden deshalb in diesem Beitrag stets von „Alveolitis/Lungenfibrose" sprechen.
Das Spektrum der Alveolitiden/Lungenfibrosen ist sehr weit, man kennt weit über 100 Einheiten, wobei naturgemäß die Zahl der exogenen Formen ständig zunimmt, weil der Mensch immer neuen sowohl organischen als auch anorganischen inhalativen und ingestiven Schadstoffen ausgesetzt ist.
Man unterscheidet *exogene* Formen von solchen, die im Verlauf von *Systemerkrankungen* auftreten (Tab. 1). Die dritte Gruppe ist die *idiopathische* Form; bei dieser dürften immunologische, möglicherweise aber auch infektöse Agentien ätiologisch von Bedeutung sein. Die Ätiologie ist aber definitionsgemäß bisher unbekannt. Sofern, wie meistens, die Ursache von Systemerkrankungen ebenfalls unbekannt ist, z. B. bei rheumatischen Erkrankungen, können die beiden letztgenannten Formen auch als „kryptogene fibrosierende Alveolitis" [39] zusammengefaßt werden; über die Unterschiede der Prognose dieser beiden Gruppen s. Turner-Warwick [37, 39, 40] und Fukuchi und Mitarbeiter [10].

Tabelle 1 Die wichtigsten Systemerkrankungen mit Lungenbeteiligung (mit Ausnahme infektionsbedingter Systemerkrankungen)

1. Kollagenosen, Spondylarthritiden, Vaskulitis } „entzündlicher Rheumatismus“
2. Granulomatosen
   Beispiel: Boecksche Erkrankung
3. Pulmo-renale Syndrome
   Beispiel: Goodpasture-Syndrom
4. Maligne Systemerkrankungen mit Lungenbeteiligung
   Beispiel: Hodgkinsche Erkrankung
5. Magen-Darmerkrankungen mit Lungenbeteiligung (selten)
   Beispiel: Colitis ulcerosa
6. Stoffwechselerkrankungen mit Lungenbeteiligung
   Beispiel: Mucosviszidose
7. Seltene Systemerkrankungen mit Lungenbeteiligung
   Beispiel: Lymphangioleiomyomatose

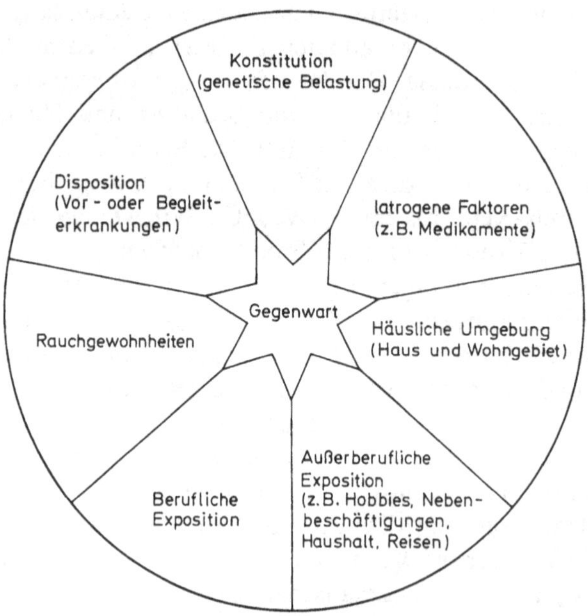

Abb. 1 Ätiologische und pathogenetische Faktoren von Lungen- und Atemwegserkrankungen [16]

Diagnostik

Das in unserer Klinik verwendete diagnostische Schema ist in Tabelle 2 dargestellt. Sehr wichtig ist zur Erkennung bzw. zum Ausschluß exogener Noxen eine detaillierte Anamneseerhebung, wofür in unserer Arbeitsgruppe ein Fragebogen entwickelt wurde [16]. In Abbildung 1 sind die prinzipiellen exogenen Verursachungsmöglichkeiten aufgeführt, mit Ausnahme von Infektionen [16]. Erwartungsgemäß hat die Computer-Tomographie uns eine enorme Erweite-

Tabelle 2 Diagnostik bei Alveolitiden/Lungenfibrosen (Diagnose, Schweregrad, Progredienzgrad)

1. *Anamnese*	Exogene Auslöser? (Fragebogen!) Begleitsymptome? (Systemerkrankungen) Idiopathisch?	
2. *Klinischer Befund*		
3. *Laboratorium u. ä.*	Tuberkulin-Test, gfls. Multitest Mérieux® Gfls. kutaner u. serologische Allergie-Tests Routine-Vielfachanalyse ACE, Lysozym, Immunglobuline – Elektrophorese Gfls. Erreger-Diagnostik, Rheumaserologie, EKG	
4. *Röntgenologie*	Aufnahme (a. p. und frontal) Schrägaufnahme* Gfls. CT	
5. *Lungenfunktion*	Spirographie Ganzkörperplehtysmographie Dco-Kco-Bestimmung Blutgasanalyse in Ruhe und unter Belastung gfls. Best. d. stat. u. dyn. Compliance	
6. *Bronchoalveoläre Lavage***	Zellen (Morphologie? Mediatoren? „Korpuskel" (z. B. Asbest.-K.) Lavage-Flüssigkeit	
7. *Biopsie***	Bronchialwand Transbronchiale Biopsie Offene Lungenbiopsie	} gfls. spezielle Auswertung, z. B. EDXA

* Ausgeblendete Aufnahme des rechten Unterfeldes am Vertigraphen in Hartstrahltechnik zum Zwecke der streustrahlenarmen Darstellung von interstitiellen Lungenerkrankungen.
** Von besonderer diagnostischer Bedeutung sind die Methoden der bronchoalveolären Lavage und der speziellen Biopsieauswertung.

rung der Diagnostik von Alveolitiden/Lungenfibrosen gewährt, sowohl was die Diagnose selbst betrifft (bekanntes Beispiel: Asbestose), als auch, was das Ausmaß einer Erkrankung angeht, die aus dem üblichen Röntgenbild und etwa der Lungenfunktionsprüfung nur summarisch abzuschätzen ist.
Es gilt als Grundsatz der Diagnostik, daß das Risiko des Verzichts auf eine definitive differentialdiagnostische Abklärung im Allgemeinen größer ist als das der diagnostischen Eingriffe selbst, einschließlich offener Lungenbiopsie. Der Standpunkt, von invasiven diagnostischen Eingriffen abzusehen, in der Vorstellung, daß man zunächst die Wirkung einer symptomatischen Therapie, etwa mit Kortikosteroiden, abwarten sollte, kann verhängnisvoll sein. Denn gegebenenfalls ist eine sofort einzusetzende spezifische Therapie, etwa mit Cyclophosphamid, lebensrettend oder kann wenigstens eine schwere Defektheilung verhindern. Von dieser Überlegung abgesehen, sei noch einmal auf die Notwendigkeit einer exakten Anamneseerhebung hingewiesen. Diese beiden diagnostischen Grundsätze, ja Forderungen erweisen sich immer wieder als nur allzu berechtigt, da auch dem erfahrenen Untersucher angesichts des weiten Spektrums der Erkrankungen Fehler unterlaufen können.

Therapie

1. Exogene Alveolitiden/Lungenfibrosen

Das Spektrum exogener Alveolitiden/Lungenfibrosen ist so weit, daß in gegebenem Rahmen nur einige allgemeine Anmerkungen möglich sind. Eine strengste Expositionsprophylaxe ist z. B. notwendig bei der exogen-allergischen Alveolitis und etwa medikamentösen Schädigungen der Lunge. Dabei können, falls etwa eine exogen-allergische Alveolitis eine Berufskrankheit ist, auch apparative Maßnahmen infrage kommen, z. B. eine grundlegend verbesserte Belüftung der Arbeitsräume oder aber Geräte wie ein ventilierter „Arbeitshelm" (Typ Air-Fix).
Bei anorganischen Fibrosen, etwa der Anthrakosilikose, gelten spezielle Richtlinien, und eine absolute Expositionskarenz ist nicht in allen Fällen notwendig.

2. Alveolitiden/Lungenfibrosen bei Systemerkrankungen
a) „Stumme" Mitreaktion der Lunge bei Kollagenosen

Die Arbeitsgruppe um Voisin [43] hat bei einer Reihe von Kollagenosen durch die brochoalveoläre Lavage eine (klinisch, röntgenologisch und funktionsanalytisch) „stumme" Mitreaktion der Lunge festgestellt. War die Alveolitis lymphozytär, so zeigte der Verlauf keine Beeinträchtigung der Lungenfunktion. War sie dagegen leukozytär im Sinne der Neutrophilie, konnte eine eindeutige

Verschlechterung der Lungenfunktion in der Beobachtungszeit (ein Jahr) festgestellt werden; die Autoren schließen aus dieser Beobachtung, daß eine Alveolitis mit Neutrophilie einer Kortikosteroidbehandlung bedarf.

b) Lungenbeteiligung bei den chronisch floriden Kollagenosen

Wie an anderer Stelle ausführlich dargestellt [19, 24], ist die bei weitem wichtigste Lungenbeteiligung bei Kollagenosen die Alveolitis/Lungenfibrose. Es gibt aber auch, etwa bei der rheumatoiden Arthritis, nicht selten eine chronische Bronchitis, alveoläre Pneumonien, Pleuritis u. a. Da bei chronisch floriden Kollagenosen die Lunge meist nicht der entscheidende klinische Faktor ist, sondern eher ein „Nebenkriegsschauplatz", richtet sich die Therapie nach den Hauptmanifestationsorganen. Eine Ausnahme bildet mit regelmäßiger Ausbildung einer Lungenfibrose die Sklerodermie; bei dieser Erkrankung sind aber wiederum bewährte therapeutische Verfahren bisher nicht gefunden worden.
Bei den Kollagenosen setzt sich das Therapieregime aus vielen Komponenten zusammen, z. B. nicht-steroidale Antiphlogistika, Steroide, D-Penicillamin, Zytostatika, physikalische Therapie, operative Therapie, Dialyse u. a. Wir verweisen bezüglich der rheumatoiden Arthritis auf die Spezialliteratur; bezüglich der Dermatomyositis und Polymyositis siehe Scott und Mitarbeiter [34], Fergusson und Mitarbeiter [9] sowie Wilkens und Mitarbeiter [46].

c) Perakute Alveolitis bei fulminanten Kollagenosen, z. B. SLE

In diesen Fällen sind hohe Dosen (evtl. „Pulstherapie") von Cyclophosphamid, Kortikosteroiden gegebenenfalls in Kombination mit einer Plasmapherese indiziert [1, 8, 18, 33, 35].

d) Lungenbeteiligung bei Vaskulitiden

Es sind Kortikosteroide und häufig Cyclophosphamid angezeigt. Bei der Wegenerschen Granulomatose, ebenfalls einer vorwiegend interstitiellen Lungenerkrankung, hat sich Cyclophosphamid als sehr erfolgreich erwiesen, während Kortikosteroide allein ebenso wie Azathioprin praktisch unwirksam sind [17]. Eine Alternative bei „limiertem Wegener" ist nach DeRemee [6] die Kombination von Kortikosteroiden in hohen Dosen und Trimethoprim-Sulfamethoxazol (320 bzw. 1600 mg/die). Auch der Arbeitskreis von Gross [13 a] erkennt zwar für „schwere" Fälle das „Fauci-Schema" an, warnt aber wie DeRemee vor den Nebenwirkungen des Cyclophosphamids (foudroyante Entzündungen, Sepsis) und gibt Modifikationen an, orientiert an den beiden Stadien der Erkrankung (Initial- und Generalisationsphase).

e) Lungenbeteiligung bei gastrointestinalen Erkrankungen

Sehr selten kommt es zu pulmonalen Mitreaktionen bei gastroenterologischen Erkrankungen, z. B. Colitis ulcerosa [14, 26, 45], M. Crohn [28, 42] und primär biliäre Zirrhose [41]. Hier scheinen Alveolitiden/Lungenfibrosen wie Bronchitiden etwa in gleicher Häufigkeit vertreten zu sein. Systematische therapeutische Erfahrungen liegen nicht vor; wie bei den Kollagenosen dürfte die Behandlung der Grundkrankheit im Vordergrund stehen, welches im übrigen eine symptomatische Therapie ist, wobei man wohl im allgemeinen auf Kortikosteroide nicht verzichten kann.

f) Lungenbeteiligung bei Granulomatosen

Zu nennen sind insbesondere die Sarkoidose und die Histiozytose X. Bei der Sarkoidose sind Kortikosteroide das Mittel der Wahl, zumindestens was die Lunge betrifft. Ob man bei ausgeprägter Lungenfibrose (sog. Stadium III) weiterhin Kortikosteroide verabfolgt, wird verschieden beurteilt; nicht selten aber zeigt sich im Fibrosestadium der Sarkoidose eine zunehmende Neutrophilie in der bronchoalveolären Lavage, unseres Erachtens eine absolute Indikation zur Kortikosteroid-Behandlung. In Parallele zur idiopathischen Lungenfibrose (s. u.) ist aber in diesem Falle auch Cyclophosphamid in Erwägung zu ziehen, obwohl entsprechende Erfahrungen bisher nicht vorliegen. Auch die Histiozytose X reagiert im allgemeinen auf Kortikosteroide [30].

g) Lungenbeteiligung bei seltenen Systemerkrankungen

Als Beispiel sei die Lymphangioleiomyomatose aufgeführt. Bei dieser Erkrankung ist eine spezielle Hormontherapie nach Oophorektomie erforderlich, vorzugsweise durch das Antiöstrogen Tamoxifen (Nolvadex®), da es nach Oophorektomie zu einer sekundären Produktion von Östrogenen kommen kann. Eine zusätzliche Hormontherapie wegen der klimakterischen Störungen kann ebenfalls erforderlich sein, z. B. durch Medroxyprogesteronazetat (Clinovir®). Wir verweisen auf die Spezialliteratur.

h) Lungenbeteiligung bei weiteren Systemerkrankungen

Die weiteren in Tabelle 1 aufgeführten Systemerkrankungen (Punkte 3, 4 und 6) bedürfen spezieller Therapieregime und können im gegebenen Zusammenhang nicht dargestellt werden.

i) Allgemeiner Hinweis

Sind bei Systemerkrankungen sogenannte prekäre Lokalisationen vorhanden (z. B. Auge, Gehirn, Herz), so muß grundsätzlich intensiv behandelt werden, wobei auch gewisse Risiken (z. B. infolge Immunsuppressiva bzw. Zytostatika) in Kauf genommen werden müssen.

3. Idiopathische Lungenfibrose

Bei einer Kortikosteroid-Monotherapie ergibt sich in der Literatur eine bemerkenswerte Übereinstimmung der Überlebensrate, nicht allerdings der Erfolgsrate [23]. Daß die Therapieerfolge verschieden beurteilt werden, ist nicht verwunderlich, da doch die Kriterien sehr unterschiedlich sind: Soforterfolg, Späterfolg, Stillstand der Erkrankung oder Besserung und schließlich die Frage, ob klinische, röntgenologische sowie funktionsanalytische Kriterien oder aber eine Kombination derselben als Maßstab gewählt wird. Insgesamt sind die Erfahrungen mit der Kortikosteroid-Monotherapie schlecht.
Konzentrieren wir uns im folgenden auf die *Überlebensrate* als Maß eines evtl. Therapieerfolges. Turner-Warwick und Mitarbeiter [39, 40] haben in ihrem sehr großen Krankengut die Kortikoid-„Responder" von den Kortikoid-„Non-Respondern" unterschieden, wobei die Differenz der Überlebensrate signifikant war. Interessanterweise wiesen die nicht behandelten Patienten eine Zwischenstellung auf. Dies bemerkenswerte Ergebnis kann durch die Tatsache erklärt werden, daß es sich um eine retrospektive Langzeitbeobachtung handelt und eine Randomisierung der Patienten nicht erfolgte. Es ist aber auch Ausdruck einer durchschnittlich schlechten Prognose der Erkrankung. Unsere Arbeitsgruppe hat in einer nicht-randomisierten Studie bei biopsiegesicherter idiopathischer Lungenfibrose die Therapieregime Kortikosteroid-Monotherapie, Kortikosteroid plus Azathioprin und Kortikosteroid plus D-Penicillamin miteinander verglichen. Wir konnten weder in der 5- noch in der 10-Jahresüberlebensrate einen signifikanten Unterschied feststellen [23, 31], in Einzelfällen aber überzeugende Langzeitresultate [20, 22]. In diesem Sinne ist auch bemerkenswert, daß die Überlebensrate unseres Gesamtkollektivs [23] mit derjenigen von Turner-Warwick und Mitarbeitern [39] nahezu identisch ist (Abb. 2).
Kürzlich haben Turner-Warwick und Mitarbeiter einige Einzelheiten einer randomisierten 5-Jahresstudie mitgeteilt; verglichen wurden zwei Therapieregime, nämlich hohe Kortikosteroiddosen gegenüber niedrigen Kortikosteroiddosen plus Cyclophosphamid. Es ergab sich eine leichte Überlegenheit des Cyclophosphamid-Regimes. Die Autoren werten auch dieses Ergebnis als absolut enttäuschend und machen auf die Notwendigkeit aufmerksam, daß neue Therapieregime entwickelt werden müssen [36, 37, 38].
In jüngster Zeit haben Winterbauer und Mitarbeiter in einer randomisierten Studie (Kortikosteroide verglichen mit Kortikosteroiden – gleiche Dosis –

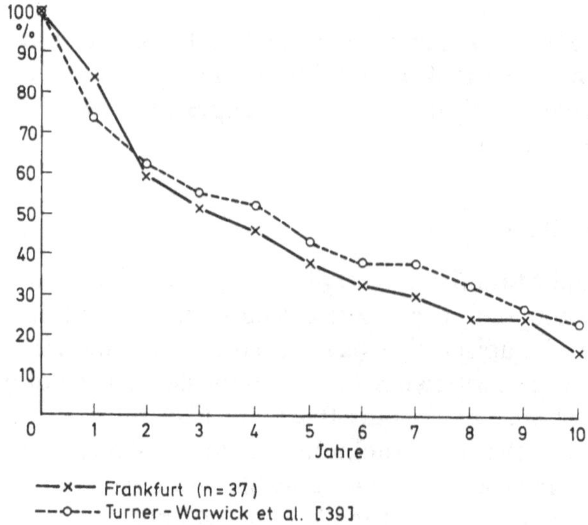

Abb. 2. Überlebensrate bei Patienten mit idiopathischer Lungenfibrose bzw. fibrosierender Alveolitis. Auswertungszeit 10 Jahre. S. Text.

plus Azathioprin) keinen signifikanten Unterschied feststellen können [47]. Einzelbeobachtungen von Weiland und Mitarbeitern [44] sowie von Meuret und Mitarbeitern [25] zeigen aber, daß Cyclophosphamid im Einzelfall wirksam ist, besonders, wenn eine Neutrophilie in der bronchoalveolären Lavage gefunden wird; eine solche Neutrophilie schwindet unter Cyclophosphamid weitgehend oder gänzlich.

Wir selbst haben bei sechs Fällen mit Cyclophosphamid, allerdings bei bereits ausgeprägten Fibrosen und älteren Patienten (52. – 80. Lebensjahr), schlechte Erfahrungen sammeln müssen: 5 Patienten starben akut (Ursachen: Urosepsis, Pneumonie, zweimal Herzinfarkt, muskuläres Herzversagen). Bei dem 6. Patienten war eine Wirkung nicht erkennbar. Ein hohes Alter scheint, wie man auch von der Vaskulitisbehandlung weiß, ein erheblicher Risikofaktor bei Cyclophosphamid zu sein. Äußerste Vorsicht mit minutiöser Überwachung ist angezeigt, da die Nebenwirkungsrate groß ist, wie auch Weiland und Mitarbeiter [44] betonen, insbesondere wegen der Möglichkeiten fulminanter Entzündungen.

Nach den im Prinzip wenig ermutigenden Erfahrungen mit Cyclophosphamid fragt man sich, ob nicht Azathioprin in höherer als üblicher Dosierung ebenfalls erfolgreich sein könnte. Der große Vorteil des Azathioprins (in üblicher Dosierung) ist die weitestgehende Nebenwirkungsfreiheit. Allerdings muß bei höherer Dosierung wohl auch mit einem Ansteigen der Nebenwirkungsrate gerechnet

werden. Da wir im Einzelfall unter Azathioprin günstige Verläufe über viele Jahre gesehen haben, ist ein solcher Versuch sicherlich indiziert (s. u.).
In experimentellem Stadium befinden sich Glutathion und Colchicin [5]. Eine Übersicht über die hypothetischen bzw. potentiell wirksamen Substanzen gibt Mornex [27].

4. Allgemeine Gesichtspunkte

a) Wegen der potentiell schlechten Prognose der idiopathischen Lungenfibrose sollten Immunsuppressiva grundsätzlich initial gegeben werden, und zwar in Kombination mit Kortikosteroiden; wir haben dieses Konzept stets vertreten [7, 20].
b) Turner-Warwick und Mitarbeiter weisen darauf hin, daß Cyclophosphamid mindestens 1/2 bis 3/4 Jahr verabfolgt werden muß, ehe man einen Effekt sichern oder ausschließen kann.
c) Ergänzend sei angeführt, daß wir in fortgeschrittenen Fällen bei chronischer Alveolitis/Lungenfibrose eine Sauerstofftherapie empfehlen, um die extreme Hypoxämie zu kompensieren, die auch bei minimalen körperlichen Belastungen auftritt.
d) Aus unseren Ausführungen (Punkt 1–3 dieses Kapitels) geht hervor, daß bei fortgeschrittenen Fällen von Alveolitis/Lungenfibrose die Lungentransplantation sicherlich die Methode der Wahl ist. Über die Probleme dieses Behandlungsprinzips wird an anderer Stelle dieses Symposions ausführlich berichtet. Aus pneumologischer Sicht sei als Komplikation (Organabstoßung) die Bronchiolitis obliterans erwähnt; bei Knochenmarkstransplantation tritt eine solche Bronchiolitis obliterans in offensichtlich histologisch gleichem Muster auf, in diesem Fall aber als „graft versus host disease" (GVHD) [2, 3, 4, 11, 12].

5. Therapeutische Empfehlungen

a) Eine präzise Diagnostik ist Voraussetzung!
b) Kortikosteroide sind in einer Reihe von Fällen zumindestens vorübergehend erfolgreich, wobei auch Stillstand oder aber Verlangsamung der Progredienz als Erfolg bezeichnet werden kann. Kortikosteroide dürften auch stets die Basistherapie sein, falls kombiniert behandelt wird [21].
c) Cyclophosphamid in üblicher Dosierung (initial 2 mg/kg Körpergewicht) hat sich in einzelnen Fällen als erfolgreich erwiesen, in Verbindung mit Kortikosteroiden; die Nebenwirkungsrate ist selbst bei dieser Dosierung relativ hoch, Langzeitergebnisse scheinen günstig zu sein, sind im einzelnen aber bisher nicht veröffentlicht. Besondere Vorsicht (Sepsisgefahr) ist bei älteren Patienten geboten.

d) Azathioprin hat ebenfalls im Einzelfall gute Ergebnisse gezeitigt, bei der üblichen Dosierung von anfangs 3 mg/kg Körpergewicht, nach 4–6–8 Wochen 2 mg/kg Körpergewicht. Bei dieser Dosierung ist die Nebenwirkungsrate sehr gering. Kontrollierte Studien haben aber kein signifikantes Ergebnis gebracht. Versuche mit höherer Dosierung sollten unternommen werden.
e) Im Einzelfall muß unkonventionell hochdosiert und kombiniert behandelt werden, sobald eine bedrohliche Progredienz oder aber eine sogenannte prekäre Lokalisation vorliegen; die Fälle von perakuter Lupus-Alveolitis und -Nephritis, aber auch der von Meuret und Mitarbeitern [25] veröffentlichte Fall einer idiopathischen Lungenfibrose ist dafür ein Beispiel. Gegebenenfalls sind selbst Pulstherapien, also sehr hohe Dosierungen, berechtigt.
f) Wir meinen, daß in aller Regel sofort kombiniert behandelt werden sollte, da durch Abwarten, etwa bis eine Kortikosteroid-Monotherapie-„Response" erfolgt, wertvolle Zeit verlorengehen kann.
g) Da alle Autoren sich darüber einig sind, daß die Therapie speziell der idiopathischen Lungenfibrose bisher absolut enttäuschend ist, schließen wir, daß man gewisse Nebenwirkungsrisiken in Kauf nehmen muß. Uns scheint, daß individuelle Erfahrungen mit dieser oder jener Substanz zusätzlich eine Entscheidungshilfe sind: Wer beispielsweise viel mit Cyclophosphamid in der Onkologie gearbeitet hat, erkennt auch Nebenwirkungen früher, kann demnach auch bei der Therapie einer Alveolitis/Lungenfibrose in der Dosierung „aggressiver" vorgehen [21].
h) Zu Einzelheiten wie Prognosefaktoren, spezielle Fragestellungen wie Neutrophilie oder Eosinophilie der festgestellten Alveolitis verweisen wir auf die Spezialliteratur [13, 15, 29, 44].

Zusammenfassung

Während sich auf dem Gebiete der *Diagnostik* interstitieller Lungenerkrankungen lediglich bei Einzelheiten der Auswertung der bronchoalveolären Lavage und der Spurenanalyse neue Gesichtspunkte ergeben, sind auf dem Gebiet der *Therapie* eine Reihe neuer Aspekte zu verzeichnen. Speziell unter der Verlaufskontrolle seriell durchgeführter bronchoalveolärer Lavage werden zunehmend Zytostatika bzw. Immunsuppressiva eingesetzt. Dennoch sind die Erfolge nicht befriedigend. Erst wenn über Ätiologie und Pathogenese entscheidend neue Erkenntnisse vorliegen, können wir auch therapeutisch mit wesentlichen Fortschritten rechnen.

Literatur

(1) Austin III, H. A., J. H. Klippel, J. E. Balow et al.: Therapy of lupus nephritis. Controlled trial of prednisone and cytotoxic drugs. N. Engl. J. Med. **314** (1986) 614–619.

[2] Burke, C. M., A. R. Glanville, J. Theodore et al.: Lung immunogenicity, rejection, and obliterative bronchiolitis. Chest **92** (1987) 547–549.

[3] Burke, C. M., J. Theodore, K. D. Dawkins et al.: Post-transplant obliterative bronchiolitis and other late lung sequelae in human heart-lung transplantation. Chest **86** (1984) 824–829.

[4] Clark, J. G., D. A. Schwarzt, N. Flournoy et al.: Risk factors for airflow obstruction in recipients of bone marrow transplants. Ann. Intern. Med. **107** (1987) 648–656.

[5] Crystal R. G.: Persönliche Mitteilung.

[6] DeRemee, R. A., T. J. McDonald, L. H. Weiland: Aspekte zur Therapie und Verlaufsbeobachtung der Wegnerschen Granulomatose. Med. Welt **38** (1987) 470–473.

[7] Dierkesmann, R., J. Meier-Sydow, E. Geiss et al.: Die immunsuppressive Therapie bei 25 Patienten mit idiopathischer Lungenfibrose. Verh. Dtsch. Ges. Inn. Med. **78** (1972) 857–859.

[8] Domingo-Pedrol, P., A. R. De La Serna, J. Mancebo-Cortes et al.: Adult respiratory distress syndrome caused by acute systemic lupus erythematosus. Eur. J. Respir. Dis. **67** (1985) 141–144.

[9] Fergusson, R. J., N. McD. Davidson, G. Nuki et al.: Dermatomyositis and rapidly progressive fibrosing alveolitis. Thorax **38** (1983) 71–72.

[10] Fukuchi, I., K. Ishada, M. Yamaoka et al.: Different prognosis in idiopathic pulmonary pneumonia and pulmonary fibrosis associated with connective tissue disease. (Abstract) Am. Rev. Respir. Dis. **135** [Suppl.] (1987) 347.

[11] Gale, R. P.: Graft-versus-host disease. Immunological Reviews **88** (1985) 193–214.

[12] Glanville, A. R., J. C. Baldwin, C. M. Burke et al.: Obliterative bronchiolitis after heart-lung transplantation: apparent arrest by augmented immunosuppression. Ann. Intern. Med. **107** (1987) 300–304.

[13] Greene, N. B., A. M. Solinger, R. P. Baugham: Patients with collagen vascular disease and dyspnea. The value of Gallium scanning and bronchoalveolar lavage in predicting response to steroid therapy and clinical outcome. Chest **91** (1987) 698–703.

[13a] Gross, W. L., G. Lüdemann, B. Nölle et al.: Wegenersche Granulomatose: Neue Vorstellungen zu Klinik, Diagnostik und Therapie. Inn. Med. **14** (1987) 70–73.

[14] Higenbottam, T., G. M. Cochrane, T. J. H. Clark et al.: Bronchial disease in ulcerative colitis. Thorax **35** (1980) 581–585.

[15] Keogh, B., B. Line, M. Rust: Clinical staging of patients with idiopathic pulmonary fibrosis. (Abstract) Am. Rev. Respir. Dis. **123** [Suppl.] (1981) 89.

[16] Kronenberger, H., J. Meier-Sydow, E. Bauer et al.: Ein neuer Fragebogen zur Erfassung der Ursachen von Lungen- und Atemwegskrankheiten. Prax. Klin. Pneumol. **39** (1985) 233–251.

[17] Leavitt, R. Y., A. S. Fauci: Pulmonary vasculitis. Am. Rev. Respir. Dis. **134** (1986) 149–166.

[18] McDonald, C. F., K. J. Fraser, C. E. Barter et al.: Severe thoracic systemic lupus erythematosus. Aust. NZ. J. Med. **14** (1984) 239–243.

[19] Meier-Sydow, J., M. Amthor, P. S. Mitrou et al.: Die pulmonalen Manifestationen der Kollagenosen und der nekrotisierenden Angiitis. Prax. Klin. Pneumol. **31** (1977) 452–468.

[20] Meier-Sydow, J., M. Rust, H. Kronenberger et al.: Long-term follow-up of lung function parameters in patients with idiopathic pulmonary fibrosis treated with prednisone and azathioprin or D-Penicillamine. Prax. Klin. Pneumol. **33** (1979) 680–688.

[21] Meier-Sydow, J., R. Buhl, W. Faßbinder et al.: Die immunsuppresive Therapie bei Lungenkrankheiten – Indikationen, Risiken und Verlaufskontrollen. In: V. Sill (Hrsg.): Ber. Tag. Norddt. Ges. Lungen- und Bronchialheilk. 1985, 173–182. Universimed, Frankfurt 1986.

[22] Meier-Sydow, J., R. Buhl, T. Gebhardt et al.: Schwerer Verlauf interstitieller Lungenerkrankungen unbekannter Genese. Atemw. Lungenkrankh. **12** (1986) 285–289.

[23] Meier-Sydow, J., M. Rust: Survival time of patients with idiopathic pulmonary fibrosis. In: J. P. Revillard, N. Wierzbicki (Hrsg.): Tissue fibrosis: Immune cells and mediators, 226–229. Fondation Franco-Allemande „Local Immunity. International Symposium Series Vol. 3“, Suresnes France 1987.

[24] Meier-Sydow, J.: Pulmonale Manifestationen bei Systemerkrankungen. (In Vorbeitung)

[25] Meuret, G., R. Fueter, F. Gloor: Early stage of fulminant idiopathic pulmonary fibrosis cured by intense combination therapy using cyclophosphamide, vincristine, and prednisone. Respiration **36** (1978) 228–233.

[26] Moles, K. W., G. Varghese, J. R. Hayes: Pulmonary involvement in ulcerative colitis. Br. J. Dis. Chest **82** (1988) 79–83.

[27] Mornex, J. F.: From the pathogenesis to the treatment of diffuse interstitial fibrosis. In: J. P. Revillard, N. Wierzbicki (Hrsg.): Tissue fibrosis: Immune cells and mediators, 222–224. Fondation Franco-Allemande „Local Immunity. International Symposium Series Vol. 3“, Suresnes France 1987.

[28] Neilly, J. B., C. McSharry, A. Main et al.: Pulmonary abnormalities in Crohn's disease. (Abstract) Am. Rev. Respir. Dis. **137** [Suppl.] (1988) 181.

[29] Peterson, M. W., M. Monick, G. W. Hunninghake: Bronchoalveolar lavage eosinophilia predicts prognosis in IPF. (Abstract) Am. Rev. Respir. Dis. **133** [Suppl.] (1986) 145.

[30] Radenbach, K. L., W. Buchbender, R. Loddenkemper et al.: Untersuchungen zur Klinik und Therapie der pulmonalen Histiozytose X anhand von 37 Fällen 1969–1982. Prax. Klin. Pneumol. **37** (1983) 535–545.

[31] Rust, M. G., A. Kappos, H. Kronenberger et al.: Five year trial with prednisone and azathioprin or D-penicillamine in idiopathic pulmonary fibrosis (Abstract). Am. Rev. Respir. Dis. **127** [Suppl.] (1983) 90.

[32] Scadding, J. G., K. F. W. Hinson: Diffuse fibrosing alveolitis (diffuse interstitial fibrosis of the lung). Correlation of histology at biopsy with prognosis. Thorax **22** (1967) 291–304.

[33] Schroeder, J. O., H. H. Euler, H. Löffler: Synchronization of plasmapharesis and pulse cyclophosphamide in severe systemic lupus erythematosus. Ann. Intern. Med. **107** (1987) 344–346.

[34] Scott, D. G. I., P. A. Bacon: Response to methotrexate in fibrosing alveolitis associated with connective tissue disease. Thorax **35** (1980) 725–732.

[35] The big shot (Editorial). Lancet **1** (1977) 633–634.

[36] Turner-Warwick, M.: Staging and therapy of cryptogenic fibrosing alveolitis. Chest **89** (Suppl.) (1986) 148S–150S.

[37] Turner-Warwick, M.: Prognostic factors in cryptogenic fibrosing alveolitis. In: J. P. Revillard, N. Wierzbicki (Hrsg.): Tissue fibrosis: Immune cells and mediators.

159–166. Fondation Franco-Allemande „Local Immunity. International Symposium Series Vol. 3“. Suresnes France 1987.

[38] Turner-Warwick, M.: Treatment of diffuse interstitial fibrosis. Round table: Summary and conclusions. In: J. P. Revillard, N. Wierzbicki (Hrsg.): Tissue fibrosis: Immune cells and mediators. 232–235. Fondation Franco-Allemande „Local Immunity. International Symposium Series Vol. 3“. Suresnes France 1987.

[39] Turner-Warwick, M., B. Burrows, A. Johnson: Cryptogenic fibrosing alveolitis: Clinical features and their influence on survival. Thorax **35** (1980) 171–180.

[40] Turner-Warwick, M., B. Burrows, A. Johnson: Cryptogenic fibrosing alveolitis: Response to corticosteroid treatment and its effect on survival. Thorax **35** (1980) 593–599.

[41] Wallaert, B., P. Bonniere, L. Prin et al.: Primary biliary cirrhosis. Subclinical inflammatory alveolitis in patients with normal chest roentgenograms. Chest **90** (1986) 842–848.

[42] Wallaert, B., J. F. Colombel, A. B. Tonnel et al.: Evidence of lymphocyte alveolitis in Crohn's disease. Chest **87** (1985) 363–367.

[43] Wallaert, B., P.-Y. Hatron, J.-M. Grosbois: Subclinical pulmonary involvement in collagen-vascular diseases assessed by bronchoalveolar lavage. Relationship between alveolitis and subsequent changes in lung function. Am. Rev. Respir. Dis. **133** (1986) 574–580.

[44] Weiland, J., P. Dorinsky, W. B. Davis et al.: Use of cyclophosphamide in the therapy of idiopathic pulmonary fibrosis. Chest **89** [Suppl.] (1986) 150S–151S.

[45] Wilcox, P., R. Miller, G. Miller: Airway involvement in ulcerative colitis. Chest **92** (1987) 18–22.

[46] Wilkens, H., J. H. Wilkens, H. Fabel: Interstitielle Lungenbeteiligung bei Polymyositis/Dermatomyositis: drei Patienten mit unterschiedlicher Symptomatik. Prax. Klin. Pneumol. **41** (1987) 333–339.

[47] Winterbauer, R. H., G. Raghu, N. E. Pardee et al.: A double-blind randomized trial of prednisone vs. prednisone and azathioprine in the treatment of idiopathic pulmonary fibrosis. (Abstract) Am. Rev. Respir. Dis. **137** [Suppl.] (1988) 184.

Geschichte der Herz-Lungentransplantation

P. Dorow, R. Hetzer, S. Schüler, S. Thalhofer

Vor 82 Jahren wurde von Guthrie die erste solitäre Lungentransplantation beschrieben [1]. Guthrie nähte die Lunge einer Katze an die Trachea und an das Gefäßsystem am Hals eines anderen Tieres an. Mit dieser Operation sollte eine Verbesserung der Gefäßnahttechnik erzielt werden. Die ersten experimentellen Berichte über laterale bzw. bilaterale Lungentransplantationen stammen aus dem Jahre 1947. Demikhov (1947) und Staudacher (1951) [2] berichteten über Transplantationen einzelner Lungenlappen. Juvenelle und Metras führten 1951 eine rechtsseitige Lungenreplantation durch. Hardin und Davis führten ein Jahr später je eine Transplantation der linken Lunge durch und beschrieben sehr genau die Replantationsreaktion der Lunge [3, 4]. Es vergingen 10 Jahre bis Yeh eine experimentelle bilaterale zweiseitige Lungenreplantation durchführte [5]. 1964 berichtete Duvoisin über eine Operation bei der er eine linksseitige Replantation und rechtsseitige Pneumektomie durchführte [6]. Im selben Jahr gab es Berichte von Bücherl über experimentelle Erfahrungen mit der Auto-, Allotransplantation [7]. Zum damaligen Zeitpunkt war man der Ansicht, daß eine simultane Transplantation beider Lungen nicht möglich sei, da alle Tiere mit einseitigem bilateralem Eingriff ad Exitum kamen. Sieben Jahre später berichtete Alican über Operationen, die er an 25 Hunden durchführte, bei denen er eine linksseitige Lungenreplantation vornahm, gefolgt von Ligaturen der rechten Pulmonalarterie [8]. Elf Hunde überlebten zwischen einem Monat und acht Monaten. 1971 berichtete Veith über einseitige bilaterale Lungenreplantationen sowie einseitige bilaterale allogene Transplantationen [9]. Bei der bilateralen allogenen Lungentransplantation (Alican) wurden 33 Eingriffe vorgenommen. Drei mit Prednison, Methotrexat oder Azathioprin immunsupprimierte Hunde überlebten zwischen zwei Wochen und sechs Wochen.

Am 11. Juli 1963 erfolgte durch Hardy in Jackson/Mississippi die erste unilaterale Lungentransplantation am Menschen. Die linke Lunge eines an einem Myokardinfarkt verstorbenen Kranken wurde in die linke Pleurahöhle eines Patienten mit Emphysem transplantiert. Nicht bekannt war, daß der Empfänger ein Lungenkarzinom und multiple Abszesse hatte. Der Patient überlebte die unilaterale Lungentransplantation 18 Tage.

In den darauffolgenden Jahren wurden vereinzelt unilaterale Lungentransplantationen durchgeführt, wobei mit Einführung des immunsuppressiven Medikamentes Cyclosporin A die ersten Erfolge verzeichnet wurden. So berichtete Veith 1983 über insgesamt 49 Eingriffe. Trotz dieser Erfolge äußerte sich Shumway äußerst skeptisch über die unilaterale Lungentransplantation. Er vertrat die Ansicht, daß die Herz-Lungentransplantation erfolgsversprechender sei.

Die erste experimentelle Herz-Lungentransplantation wurde am 20. Oktober 1946 von Demikhov durchgeführt. Sieben Jahre später gab es dann erneut Berichte über experimentelle Herz-Lungentransplantationen von Neptune, Cookson, Bailey, Appler und Raykowski unter Anwendung der Ganzkörperhypothermie. 1958 gab es dann die ersten Berichte über die kombinierte Transplantation von Herz und Lunge unter Anwendung der Herz-Lungen-Maschine (Webb und Howard). Castaneda und Mitarbeiter erkannten 1972 das Herz-Lungentransplantationen unter Anwendung der Replantationstechnik möglich sind [100]. Im selben Jahr waren bereits die ersten allogenen Herz-Lungentransplantationen am Menschen durchgeführt worden. Die erste Herz-Lungentransplantation erfolgte 1968 durch Cooley. Am 9. März 1981 wurde von B. A. Reitz die erste erfolgreiche Herz-Lungentransplantation vorgenommen [11]. Die Patienten überlebten mehr als vier Jahre. Weltweit sind inzwischen über 400 Herz- und Lungentransplantationen durchgeführt worden. Die 1-Jahres-Überlebensrate wurde im vierten Report des internationalen Registers (1987) mit 55%, die 2-Jahres-Überlebensrate mit 52% angegeben. Stanford berichtete kürzlich über eine 1-Jahres-Überlebensrate von 70%, hingegen lag die 1-Jahres-Überlebensrate der Pittsburgh-Gruppe bei nur 52%. Die Arbeitsgruppe um J. Wallwork berichtete von einer momentanen Überlebensrate von 78% im ersten Jahr und 68% im zweiten Jahr.

Durch die Einführung moderner Immunsuppressiva, die insbesondere eine frühe Steroidmedikation entbehrlich machen und verbesserter Operationstechniken mit Deckung der bronchialen oder trachealen Anastomosen mit Omentum gelang es, die Zahl der postoperativen Anastomosen-Insuffizienzen deutlich zu senken. Probleme bereiten weiterhin Abstoßungsreaktionen, so insbesondere die Bronchiolitis obliterans. Weitere Forschungsanstrengungen sind auf diesem Gebiet geboten, um diese, für die Patienten zum Teil verheerende Reaktion zu vermeiden.

Das Verfahren der kombinierten Herz-Lungen-Transplantation gehört mit zu den anerkannten Verfahren zur Behandlung von Patienten mit primärer pulmonal-arterieller Hypertonie, Patienten, die ein Eisenmengersyndrom aufweisen und Patienten mit chronisch interstitiellen Lungenerkrankungen sowie Erkrankungen der Atemwege, die eine Lebenserwartung von weniger als einem Jahr aufweisen. Die kombinierte Herz-Lungen-Transplantation erreicht mit einer 1-Jahres-Überlebensrate von 78% mittlerweile nahezu die Ergebnisse von alleinigen Herztransplantationen.

Literatur

[1] Guthrie, C. C.: The surgery of the blood vessels. Bull. John Hopkins. **18** (1907) 25.

[2] Staudacer, V. E., P. Villinaza, A. Pulin: Primary results in attempts at autoplastic transplants of pulmonary lobes. Internat. Abstr. Surg. **93** (1951) 236.

[3] Hardin, C. A., C. F. Kittle, P. W. Schafer: Preliminary observations on homologous lung transplants in dogs. Surg. Forum. **3** (1952) 374.

[4] Davis, H. A., J. P. O'Connor, G. J. Coloviras et al.: Homotransplantation of lung. Arch. Surg. **64** (1952 a) 745.

[5] Yeh, T. J., L. T. Ellison, R. G. Ellison: Functional evaluation of the auto-transplanted lung in the dog. Am. Rev. Respiratory Dis. **86** (1962) 791.

[6] Duvoisin, G. E., W. S. Fowler, W. S. Payne et al.: Reimplantation of the dog lung with survival after contralateral pneumonectomy. Surg. Forum. **15** (1964) 173.

[7] Bücherl, E. S., M. Nasseri, B. v. Prondzynski: Lung function studies after homotransplantation, autotransplantation, denervation of the left lung, and ligature of the right pulmonary artery. J. Thorac. Cardiovasc. Surg. **47** (1964) 455.

[8] Alican, F., M. Cayirli, E. Isin et al.: One-stage retransplantation of both lungs in the dog. Jama. **215** (1971b) 1301.

[9] Veith, F. J., S. B. P. Sinha, M. Torres et al.: Bilateral simultaneous canine lung allotranspl. Ann. Surg. **174** (1971) 48.

[10] Castaneda, A. R., O. Arnar, P. Schmidt-Habelmann et al.: Cardiopulmonary autotransplantation in primates. J. Thorac. Cardiovasc. Surg. **37** (1972) 523.

[11] Reitz, B. A., N. A. Burton, S. W. Jamieson et al.: Heart and lung transplantation, autotransplantation and allotransplantation in primates with extended survival. J. Thorac. Cardiovasc. Surg. **80** (1980) 360.

Kombinierte Herz-Lungen-Transplantationen

B. A. Reitz

Nach der Pionierarbeit durch Dr. Shimway in der Begründung der Herz-Lungen-Transplantation Ende der fünfziger Jahre war die erste Herz-Lungen-Verpflanzung nur eine natürliche Folge. Ab 1970 arbeiteten wir mit Dr. Shimway zusammen. Auf der Grundlage des Kleinprimatenmodells wurden in vielen Untersuchungen zuvor Hunde verwendet. Eine bilaterale Lungentransplantation führt beim Hund jedoch zu einer Denervierung, die schlecht toleriert wird. Folglich mußten also Primaten verwendet werden, um dauerhafte Experimente durchführen zu können. Als Folge der Fortentwicklung der chirurgischen Techniken sowie der Verfügbarkeit von Cyclosporin wurde die Durchführung von Herz-Lungen-Transplantationen ermöglicht. 1979/80 wurden einige Affen mit dem neuen Mittel Cyclosporin behandelt. Die Tiere überlebten und hatten damals die längste Überlebensdauer aller Primaten mit Lungentransplantaten. Dieses bestätigte die These, daß auch Menschen als Empfänger einer Lungentransplantation in Frage kommen.

Im März 1981 führten wir die erste Herz-Lungen-Transplantation durch. Es handelte sich um eine 45-jährige Patientin mit einer primären pulmonal-arteriellen Hypertonie. Der Zustand der Patientin war präoperativ sehr schlecht. Diese Herz-Lungen-Transplantation war die vierte am Menschen, jedoch die erste, die einen Langzeiterfolg brachte. Aufgrund eines Autounfalls verstarb die Patientin fünf Jahre nach der Transplantation. In diesen fünf Jahren zeigte sich keinerlei Befund über eine Transplantatabstoßung oder eine chronische Lungenerkrankung.

Bis heute wurden nahezu 400 Herz-Lungen-Transplantationen durchgeführt (Register der internationalen Herz-Lungen-Gesellschaft). Die ersten Transplantationen wurden 1981 und 1982 in Standford durchgeführt. Andere Kliniken in den USA und dem Ausland folgten. Während der letzten zwei Jahre wurden 40 Transplantationen in den USA und weitaus mehr in anderen Ländern, vor allem in Großbritannien durch Dr. Wallwork durchgeführt. Aufgrund einer steigenden Zahl von Herz-Transplantations-Programmen wird die Zahl der Herz-Lungen-Transplantationen begrenzt, da die Spender meist primär für Herz-Transplantationen genommen werden.

Indikationen

In unserem Krankengut bestand bei den meisten Patienten eine primäre pulmonal-arterielle Hypertonie. Die zweitgrößte Gruppe bildeten Patienten mit angeborenen Herzkrankheiten, entweder im Zusammenhang mit irreversibler pulmonal-arterieller Hypertonie, Eisenmenger-Komplex oder mit anderen angeborenen Entwicklungsanomalien. Bei einigen Patienten konnten sekundäre Lungengefäßveränderungen beobachtet werden.

Altersverteilung

Das Durchschnittsalter der Patienten liegt unter dem Alter der Patienten mit Herz-Transplantationen. Die meisten Empfänger waren zwischen 20 und 40 Jahre alt. Es gab auch einige Kinder unter den Patienten. Die überwiegende Zahl der Patienten sind Frauen. Im Gegensatz hierzu sind Patienten mit Herz-Transplantationen überwiegend Männer, was in erster Linie auf die vermehrte Häufigkeit von Herzmuskelerkrankungen und systemischen Herzerkrankungen zurückzuführen ist.

Spenderauswahl

Nach unseren Erfahrungen hat von 10 Spendern ein Spender, der für eine Herz-Transplantation geeignet ist, auch Lungen, die für eine Transplantation in Frage kämen. Die ABO-Kompatibilität muß gewährleistet sein. Sofern der Empfänger präformierte Antikörper aufweist, ist eine spezifische Kreuzprobe erforderlich. Wichtig ist eine recht genaue Größenübereinstimmung des Lungengewebes bei Spender und Empfänger. Viele der Spender, die an einem Trauma starben, entwickelten aus den unterschiedlichsten Gründen eine relevante Pneumonie, eventuell aufgrund einer Aspiration oder aber ein neurogenes Lungenödem. Radiologisch muß die Lunge bei der Spenderauswahl fast vollkommen frei sein. Die Lunge muß eine geringe Compliance aufweisen.
Zur Zeit existieren im wesentlichen vier verschiedene Techniken zur Lungenkonservierung. Einmal gibt es die Spülung der Pulmonalarterie mit einer bestimmten Lösung. Hierfür gibt es eine Anzahl vielversprechender Rezepte. Im allgemeinen sind diese Verfahren jedoch nicht so erfolgreich wie die anderen Techniken, die eine Spülung der Lunge mit einem hoch wirksamen Vasodilatator wie Prostacyclin oder Prostaglandin vorsehen. Andere Zentren verwenden eine Technik mit gekühltem Blut und einem Vasodilatator, um die Lunge zu kühlen und zu konservieren. Eine weitere Methode bedient sich zur Einleitung

einer Hypothermie beim Organspender der Verwendung einer Herz-Lungen-Maschine, um so Herz und Lunge zusammen auf etwa 12 Grad Celsius abzukühlen und dann auf Eis zu bringen. In Pittsburgh wurde eine interessante Technik entwickelt. Dort hatte man Herz und Lunge als eine Art „Starling-Präparat" verwendet und bei normaler Temperatur belassen. Das Herz schlug so weiter und sorgte für eine Durchblutung der Lunge. Dieses Verfahren stellt eine Art Zwischenschritt bei der Konservierung dar und fand bei einigen Patienten Anwendung. Aufgrund der Komplexität dieses Verfahrens ist man jedoch mittlerweile davon wieder abgekommen.

Operatives Vorgehen beim Empfänger

Die Transplantationstechnik kann sehr einfach sein, insbesondere bei Patienten mit primärer pulmonal-arterieller Hypertonie. Bei anderen Patienten, beispielsweise mit Verwachsungen oder bei einer problematischen Anatomie, können sich jedoch ernste Probleme ergeben. Auf jeden Fall muß der N. phrenicus erhalten bleiben.

Zuerst wird das Herz entfernt. Ein Teil der Pulmonalarterie wird dabei belassen, um den N. laryngeus recurrens zu erhalten. Danach erfolgt die Pneumonektomie. Zunächst wird der linke Lungenflügel entfernt, dann der rechte. Anschließend wird der belassene Teil des Bronchus bis zur Trachea reseziert.

Herz- und Lungenblock werden in der normalen anatomischen Position eingesetzt, der rechte Lungenflügel kommt dabei unter die rechte Vorhofmanschette und den N. phrenicus. Es erfolgen die drei Anastomosierungen von Trachea, Aorta und rechtem Atrium. Das Hauptproblem des chirurgischen Eingriffs liegt in der anfangs durchzuführenden Bisektion, in der Erhaltung der Nerven, die nicht verletzt werden dürfen und in der Kontrolle von Blutungen, die insbesondere im hinteren Mediastinum auftreten können. Diese Blutungen können bei einigen Patienten sehr stark ausgeprägt sein, insbesondere wenn eine Sternotomie, Thorakotomie oder Pleuraverklebung vorausgegangen ist. Für die Patienten, die gewöhnlich an Rechtsherzversagen, Leberstauung und einer Koagulopathie leiden, bedeutet dieses eine starke Belastung und kann bei einigen Patienten während des chirurgischen Eingriffes erhebliche Probleme hervorrufen.

Weitere Herz-Lungen-Transplantations-Konzepte

Ein Herz-Lungen-Spender kann zwei menschliche Organempfänger versorgen. Bei dem hier geschilderten Fall ging es um ein Herz-Lungen-Transplantat für einen Patienten, der an einer primären Lungenerkrankung litt, aber ein normal

arbeitendes Herz hatte. Das Herz dieses Patienten wurde dann entfernt und einem zweiten Herzpatienten eingepflanzt. Wir sprechen dann von einem „dominal donor" oder auch „Lebend-Spender". Bei diesem Verfahren läuft die Operation technisch etwas anders ab. Das Herz des Herz-Lungen-Empfängers muß die Hohlvenen behalten, so daß eine Anastomose der Hohlvenen erforderlich ist. Das Gewebevolumen ist dann geringer als beim Spenderherz, dieses ist jedoch nur von sekundärer Bedeutung. Bei der Sektion am Herz-Lungen-Patienten muß sorgfältig darauf geachtet werden, das Herz zu schützen.
Bis jetzt hat es fünf solcher Eingriffe in drei Zentren gegeben. Die Überlebensrate der Spender bzw. der Herz-Lungen-Empfänger lag bei 60%, die der Herzempfänger bei 80%, was in etwa der gleichen Proportion bei Herz-Lungen-Transplantationen und Herz-Transplantationen entspricht.
Die Spender bzw. die Herz-Lungen-Empfänger litten an einer primären pulmonal-arteriellen Hypertonie, drei litten an zystischer Fibrose und ein Patient wies eine Agammaglobulinämie auf. Die Herzempfänger hatten die üblichen Diagnosen. Obgleich Spender und Herzempfänger zum Teil miteinander sprechen können, zeigten sich keinerlei psychologische Probleme.
Unserer Meinung nach handelt es sich hier um eine Methode, die zukunftsweisend erscheint. Es bedarf nur einer umfangreicheren Logistik. Es muß eine Einrichtung zur Verfügung stehen, in der zwei Operationsteams gleichzeitig diese Eingriffe vornehmen können. Zusätzlich bedarf es natürlich auch der üblichen Erfahrung.

Immunsuppression

Als Kombination finden heute üblicherweise drei Medikamente Verwendung. Es handelt sich hierbei um Cyclosporin, Azathioprin sowie antilymphocyte Globulin. Für die Langzeitbehandlung benutzen wir jedoch Prednison, Cyclosporin sowie Azathioprin. Bei Herz-Lungen-Patienten geben wir mindestens zwei Wochen nach dem Eingriff kein Prednison und fangen dann erst mit einer niedrigen Dosierung für die Langzeitbehandlung an. Die Gabe von Cyclosporin erfolgt nach der Serumkonzentration bei gleichzeitiger Kontrolle der Nierenfunktion.

Komplikationen

Etwa 63% unserer Patienten haben ein Jahr überlebt, 20% hatten eine Überlebensdauer von fünf Jahren. Die Haupttodesursache bei Patienten mit Herz-Lungen-Transplantationen liegt in Infektionen und zwar in weit aus größerem

Maße als bei Patienten mit Herz-Transplantationen. Eine geringere Zahl der Patienten stirbt an akuter Abstoßung des Transplantats, an chronischen Abstoßungsreaktionen oder an Herzversagen. Das Problem der chronischen Abstoßung wird in Zukunft stärker hervortreten. Die häufigste Ursache von Infektionen liegt in der Übertragung der Infektionen vom Spender auf den Organempfänger. Infektionen treten auch deshalb häufiger auf, weil die Lunge per se nach der Transplantation nicht sofort normal arbeitet.

Ein weiteres großes Problem besteht im Auftreten einer Bronchiolitis obliterans, die in einem Zeitraum ab einem halben Jahr bis zum dritten Jahr nach der Transplantation zum Erscheinen kommt. Etwa ein Drittel der Patienten erleidet dadurch ernste Probleme oder stirbt daran, bzw. muß sich einer erneuten Transplantation unterziehen.

Bei der Betrachtung aller Patienten vor 1985 sowie der Jahre 1986 und 1987 zeigt sich, daß mit einer Zunahme der Erfahrungen, mit einer besseren Behandlung der erwähnten Komplikationen und einer besseren Auswahl von Organempfängern der Prozentsatz der Patienten mit einer Überlebensdauer von mindestens einem Jahr auf etwa 65% und mehr angestiegen ist. Wir erwarten in den nächsten fünf Jahren eine weitere Verbesserung und auch die Möglichkeit die Bronchiolitis obliterans zu behandeln, so daß die Herz-Lungen-Transplantationen in ihren Ergebnissen den Herz-Transplantationen gleichkommen.

Kombinierte Herz- und Lungen-Transplantationen (HLT)

J. P. Scott, J. P. Couetil, S. Serrano-Fiz, T. W. Higgenbottam, J. Wallwork

Einführung

Experimentelle Herz-Lungen-Transplantationen sowie Herz-Lungen-Transplantationen am Menschen blieben bis 1980 erfolglos. Die Gründe hierfür lagen in einer mangelhaften Funktionstätigkeit des Transplantates im Frühstadium sowie Infektionen oder Dehiszenz der trachealen Anastomose. Seit der Einführung der potenten Immunsuppressionen mittels Cyclosporin (CS) ist die Notwendigkeit, Steroide perioperativ einzusetzen, rückläufig, was zu einer verbesserten Heilung der trachealen Anastomose geführt hat. Nach erfolgreichen Versuchen an Primaten wurde 1981 zum ersten Mal eine Herz-Lungen-Transplantation an der Stanford University durchgeführt [1].
Zu den weiteren auf diesem Gebiet gemachten Fortschritten gehören die Entwicklung einer wirkungsvollen und einfachen Technik zur Spülung der Pulmonalarterien zur Konservierung der Lunge [2,3], sowie eine frühe genaue histologische Abstoßungsdiagnose durch transbronchiale Biopsien [4].

Indikationen, Auswahl und Zulassung zur Herz-Lungen-Transplantation

Empfänger

Es gibt drei Hauptgruppen von Erkrankungen der Empfänger, bei denen eine HLT in Betracht gezogen werden kann: Cystische Fibrose oder sonstige Lungenerkrankungen mit und ohne sekundäre kardiale Erkrankungen; primäre Herzerkrankungen und eine damit verbundene pulmonalarterielle Hypertonie (Eisenmenger Syndrom) sowie primäre Erkrankungen der Pulmonalgefäße. Bei einer primären pulmonalarteriellen Hypertonie kann eine kontinuierliche intravenöse Applikation von Prostacyclin angewendet werden, um vorübergehend eine Verbesserung der Belastungsfähigkeit zu erreichen und um Zeit zu gewinnen, ein passendes Spenderorgan auswählen zu können [6].

Moribunde Patienten, Patienten mit pumonaler Aspergillusinfektion oder Systemerkrankungen sowie Patienten, welche einer Pleurektomie unterzogen worden waren, gelten zur Zeit als ungeeignete Empfänger einer Herz-Lungen-Transplantation. Es ist ferner unmöglich, einen Notfallservice für schwerst kranke Patienten einzurichten.

Empfänger für eine HLT wurden erstmals im November 1982 in unserem Krankenhaus angenommen. Insgesamt wurden bislang 390 Patienten, darunter auch viele kritisch Kranke, an uns überwiesen. Von diesen möglichen Empfängern wurden 143 Patienten für drei oder vier Tage einer Tauglichkeitsfeststellungsprüfung unterzogen, 27 Patienten warten momentan auf eine HLT und 41 Patienten wurden bislang transplantiert. In einem Fall wurde die Leber ebenfalls transplantiert [5]. 21 Patienten starben während der Wartezeit auf eine HLT. Eine neuere Entwicklung stellt die Durchführung der Herz-Lungen-Transplantation zur Behandlung einer chronischen respiratorischen Insuffizienz als Folge einer cystischen Fibrose dar. Wir haben bislang 8 Patienten mit cystischer Fibrose transplantiert. Patienten mit cystischer Fibrose werden dann ausgewählt, wenn sie eine Anamnese mit häufigen Krankenhausaufenthalten als Folge von pulmonalen Infekten oder aber eine Sauerstoffsättigung in Ruhe oder unter Belastung von weniger als 80% aufweisen, die 1-Sekundenkapazität weniger als 25% der Norm aufweist sowie eine Unfähigkeit vorliegt einen Gewichtsverlust, der während der akuten Exacerbationen aufgetreten war, aufzuholen. Bislang lassen wir jedoch keine Patienten mit anderen Systemerkrankungen oder aber einem insulinpflichtigen Diabetes mellitus zur Transplantation zu [7].

Auswahl und Beschaffenheit von Spenderorganen

Die Kriterien nach welchen brauchbaren Spenderorganen ausgewählt werden, sind in Tabelle 1 aufgezeigt. Die meisten Spender litten an einer spontanen intrakraniellen Blutung oder an einer schweren Schädelverletzung, wiesen jedoch einen stabilen Kreislauf auf und zeigten keinerlei Lungenverletzungen.

Bei allen Spendern und Empfängern erfolgte eine Histokompatibilitätsprüfung der ABO-Blutgruppe. Eine direkte Kreuzreaktion wird nur dann vorgenommen, wenn das Blut des Empfängers im Vergleich zu einem randomisierten Lymphozytenpool cytolytische Antikörper aufweist.

Eine Übereinstimmung zwischen der jeweiligen Herz- bzw. Lungengröße des Spenders und der des Empfängers wird aufgrund der zum Zeitpunkt der Untersuchung festgestellten totalen Lungenkapazität des Empfängers und der anhand der Körpergröße des Spenders geschätzte Werte sowie durch einen Vergleich von Röntgenaufnahmen des jeweiligen Brustkorbes erzielt.

Zur Vermeidung primärer Cytomegalie-Virus-Infektionen (CMV) eines CMV-negativen Empfängers durch die Organe eines CMV-positiven Spenders werden

Tabelle 1 Kriterien für die Spenderauswahl unter zusätzlicher Berücksichtigung des arteriellen Sauerstoffpartialdruckes. Der inspiratorische Sauerstoffanteil (FIO2) wird in Prozenten dargestellt

Alter jünger als 40 Jahre
Kein größeres Thoraxtrauma
Leine Lungenvorerkrankungen, inklusive Asthma bronchiale
Kurze Beatmungsdauer
Keine systemischen oder pulmonalen Infektionen
Unauffälliger Röntgen-Thorax
Normale Lungencompliance mit einem maximalen inspiratorischen Druck unter 20 mm Hg, einem Tidalvolumen von weniger als 15 ml/kg und einer Atemfrequenz zwischen 10 und 14 pro Minute.
Unauffälliger Gasaustausch (PaO2 > 15 kPa bei einem FIO2 von 30 oder weniger)
Bedarf von weniger als 10 Mikrogramm/Kilogramm/Minute an Dopamin- oder Dobutamin-Infusionen
Unauffälliges EKG

seit kurzem Latexagglutinationstests in den jeweiligen Spenderkrankenhäusern vorgenommen [8].
Die Technik zur Entnahme der Spenderorgane ist inzwischen gut etabliert [9]. Während der Herz-Lungen-Block mobilisiert wird, wird Prostacyclin in die Pulmonalarterien infundiert. Nach erfolgter Mobilisation wird die Aorta abgeklemmt und „St. Thomas kardioplegische Lösung" (David Ball Laboratories, UK) in die Aortenwurzel infundiert. Nach erfolgtem Herzstillstand wird „Papworth"-Konservierungslösung [2,3] in die Pulmonalarterien infundiert. Die Lungen werden dann nicht mehr belüftet, die Trachea abgeklemmt und durchtrennt. Der Herz-Lungen-Block wird anschließend entnommen und in einem Kühlcontainer in unser Krankenhaus gebracht. Mit dieser Methode lassen sich Ischämiezeiten von über vier Stunden für das Spenderorgan problemlos überstehen.

Operative Vorgehensweise beim Empfänger

Nachdem der Empfänger an einem kardio-pulmonalen Bypass angeschlossen wurde, wird zunächst sein Herz entfernt, um die Entnahme der Lunge zu vereinfachen und zu gewährleisten, daß der n. phrenicus, n. vagus und n. laryngeus unversehrt bleiben. Die Operation wird komplizierter, wenn die

Patienten pleurale Adhäsionen oder eine ausgeprägte kollaterale Durchblutung des Mediastinums aufweisen, so wie sich dies bei Patienten mit einem Eisenmenger Syndrom häufig findet.

Postoperatives Vorgehen

Die meisten Patienten konnten innerhalb von 36 Stunden extubiert werden und beginnen dann mit einem aktiven Mobilisierungsprogramm. In der frühen postoperativen Phase wird die Flüssigkeitsbilanz restriktiv gehandhabt sowie die Diurese forciert, um Flüssigkeitsansammlungen in den Lungen zu vermeiden. Antibiotika werden für 48 Stunden appliziert. Danach werden sie entsprechend einem vorliegenden Antibiogramm gegeben.

Immunsuppressionen

Die Patienten erhalten unmittelbar nach dem operativen Eingriff Azathioprine (AZ), antithymocyte-Globulin (ATG) und Methylprednisolon. Cyclosporin wird im frühen postoperativen Stadium einschleichend dosiert und zur Aufrechterhaltung der Immunsuppressionen mit AZ kombiniert (Tab. 2). Etwaige Abstoßungserscheinungen werden mit oral applizierten Steroiden oder mit einer dreitägigen Therapie mit hohen Dosen intravenös verabreichter Steroide bekämpft.

Tabelle 2 Immunsupressive Therapie für Herz-Lungen-Transplantationen. Antithymocyte Globulin (ATG) wird in den ersten drei postoperativen Tagen in Abstimmung zu den Lymphozytenzahlen appliziert

Perioperativ	*Dauertherapie*
Cyclosporin 4–6 mg/kg	Cyclosporin 6–10 mg/kg/Tag
Methylprednisolon 1 g + 125 mg × 3	Azathioprine Angepaßt um einen WBC > 5000/mm^3 zu erhalten
Equine-ATG × 3 Tage	
Azathioprine 3 mg/kg	

Diagnose der Abstoßungsreaktion

Eine Abstoßungsreaktion wird aufgrund einer Kombination verschiedener klinischer Anzeichen, Symptome, Röntgenaufnahmen und Lungenfunktionsveränderungen diagnostiziert. In vielen Fällen wurde die Abstoßungsreaktion durch eine bronchoskopische (Fiberbronchoskop) Entnahme von mindestens vier transbronchialen Lungenbiopsien bestätigt (Tab. 3). Mit einer scharfen

Tabelle 3 Histologische Befunde der ersten 87 transbronchialen Lungenbiopsien

Abstoßung	32
Infektionen	18
CMV + Abstoßung	4
CMV	8
Herpes simplex + CMV	1
Aspergillus	1
Pneumocystis	2
Pseudomonas	2
Unspezifisch	20
Normale Lunge	11
Kein Gewebe	6

Zange lassen sich hierbei bis zu 3 mm messende Proben zur histologischen Untersuchung gewinnen. Die Erfahrung zeigte, daß bei den ersten 17 Patienten routinemäßig vorgenommene endomyokardiale Biopsien nie positiv ausfielen, sofern sich keine pulmonale Abstoßungsreaktion zeigte, so daß später auf diese Biopsien verzichtet wurde.

Diagnose von Infektionen

Obwohl Sputumkultur sowie virusserologische Prüfung Aufschluß über einen etwaigen broncho-pulmonalen Infekt geben können, können diese bei einem Patienten, der einer Immunsuppression unterzogen worden ist, zu Fehlinterpretationen führen. Der durch eine bronchoalveoläre Lavage und/oder durch eine transbronchiale Lungenbiopsie erbrachte histologische Beweis einer Infektion ist deshalb von großem Wert.

Im Falle der cystischen Fibrose sind die Trachea und der obere Atemtrakt der Empfänger chronisch mit pathogenen Keimen infiziert, am meisten mit Pseudomonas spezies. Obwohl sich diese Organismen auch in den oberen Atemwegen befinden, verlieren sich ihre mukoiden Eigenschaften und sind bei einer drei Monate später durchgeführten bronchoalveolären Lavage normalerweise nicht mehr auffindbar, sofern sich keine akute Bronchitis entwickelte.

Beurteilung der Funktionsfähigkeit des Transplantates

In den ersten Tagen dokumentieren die Blutgase den Anstieg des arteriellen Sauerstoffpartialdrucks [2, 3]. Danach wird die Lungenfunktion durch tägliche Spirometrie und regelmäßige Messungen der Lungenvolumina sowie des Gasaustausches überwacht.

Ergebnisse

In unserem Institut wurden bislang bei 41 Patienten eine Herz-Lungen-Transplantation vorgenommen. 30 Patienten leben zwischen einem und 47 Monaten nach dem operativen Eingriff. Die 1-Jahres-Überlebensrate errechnet sich mit 78,0%, die 2-Jahres-Überlebensrate mit 68,2%. Bis auf drei Patienten genießen alle Patienten einen uneingeschränkten Lebensstil, die meisten haben ihre frühere Arbeit wieder aufgenommen. Ein Patient hat bei der Armee ein fortgeschrittenes Kampftrainingsprogramm angetreten, ein anderer gewann eine Goldmedaille bei den internationalen Transplantationsspielen.
Die unmittelbare Funktionsfähigkeit des Transplantates war in allen Fällen zufriedenstellend. 30 Patienten erreichten innerhalb einer Woche nach dem Eingriff unter Raumluftatmung einen normalen arteriellen Sauerstoffpartialdruck. Reexplorationen wurden in 9 Fällen wegen persistierender Nachblutungen erforderlich, 4 Patienten wiesen davon ein Eisenmengersyndrom auf, 2 waren einer früheren Thorakotomie unterzogen worden. Alle diese Patienten wiesen präoperativ eine pulmonal-arterielle Hypertonie auf. Als Folge eines wiederholt benötigten kardiopulmonalen Bypasses, entwickelte ein Patient mit schwerer Lebererkrankung ein Adult Respiratory Distress Syndrome und verstarb. In Folge der Reexplorationen traten keine längerfristigen Komplikationen auf. Die Funktion des Herztransplantates war in einem Fall im Anfangsstadium schlecht, was wahrscheinlich auf einen subendokardialen Infarkt vor der Entnahme des Transplantates zurückzuführen ist.
85% der Empfänger hatten 6 Monate nach dem Eingriff eine normale 1-Sekundenkapazität und normale inspiratorische Vitalkapazität. Beide Patienten, die bislang vier Jahre überlebten, haben eine normale Lungenfunktion.

Abstoßungsreaktionen

Die klinische Diagnose einer pulmonalen Abstoßungsreaktion wurde bei 79 Gelegenheiten an 36 Patienten beobachtet (Abb. 1). 42% aller Abstoßungsreaktionen geschahen innerhalb des ersten postoperativen Monats, 60% der Abstoßungsreaktionen ereigneten sich innerhalb der ersten drei Monate. Die Abstoßungsreaktion wurde in 51 Fällen bei 36 Patienten histologisch durch

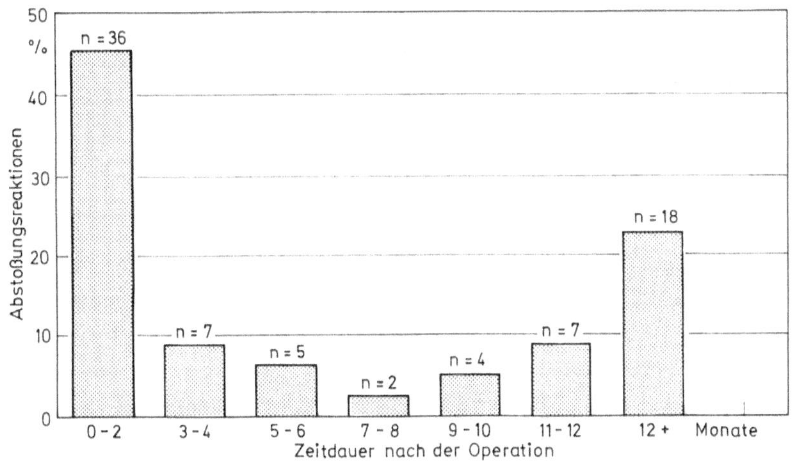

Abb. 1

transbronchiale Lungenbiopsien gesichert. Die am häufigsten vorkommende Abstoßungsreaktion zeigte sich als ein Befall der Perivaskular- bzw. der Peribronchialanastomosen mit pyroninophilen mononuklearen Zellen. Hiermit ist normalerweise eine Infiltration der Mukosa mit akuten Entzündungszellen verknüpft. Mit einer Zunahme der Abstoßungsreaktionen befällt dieser Belag größere Teile der Lunge, dringt in die Alveolarsepten vor. Alveolar-Veränderungen reichen von leichter Ödembildung und Blutung bis hin zu einer kuboidalen Metaplasie des Epithels und organisiertem Exsudat. Mit Ausnahme von 7 Fällen führte eine Steroidtherapie zu schnellen klinischen Verbesserungen. Bei drei Patienten mußte die Steroidtherapie wiederholt werden, und in vier weiteren Fällen lag eine, durch eine Infektion bzw. Bronchiolitis obliterans bedingte Komplikation vor.

Bei den ersten 17 Empfängern wurden insgesamt 103 endomyokardiale Biopsien entnommen. Ein mittleres Abstoßungsbild mit Myozytfäden konnte nur bei einer Biopsie festgestellt werden. Die Ergebnisse der endomyokardialen Biopsien blieben ohne Einfluß auf die Therapiemaßnahmen, so daß derartige Biopsien nicht mehr durchgeführt werden.

Vier Patienten entwickelten eine Bronchiolitis obliterans. In drei Fällen entwickelte sich daraus eine Bronchiektasie mit finalem Ausgang. In allen drei Fällen lag in den Monaten unmittelbar vor Eintritt des Todes die 1-Sekundenkapazität kontinuierlich unterhalb 40% der Norm. Zwei dieser Patienten litten an einer schweren koronaren Herzerkrankung und sind wahrscheinlich an den Folgen eines plötzlichen Myokardinfarktes verstorben. Alle wiesen häufigere und steroidresistente Abstoßungsreaktionen auf, wobei aufgrund der in den ersten 12 Monaten vorgenommenen transbronchialen Lungenbiopsien nachgewiesen werden konnte, daß diese Abstoßungsreaktionen durch die Anwesenheit von alveolären und interstitiellen mononuklearen Infiltraten charakterisiert waren und sich in den transbronchialen Lungenbiopsien die Frühentwicklung einer diffusen Fibrosierung zeigte [11].

Opportunistische Infektionen

In den Anfangsphasen unserer Tätigkeiten trat siebenmal eine primäre Cytomegalie-Infektion auf. Davon wurden in sechs Fällen eine Pneumonitis bestätigt, im siebten Fall zeigten Magenschleimhautbiopsien Virus-Einschlußkörper, welche eine gastrointestinale Beteiligung bewiesen. Typisch war eine diffuse Alveolitis mit fokalen Ansammlungen polymorphkerniger Lymphozyten im Interstitium und in den Alveoli. Acht dieser Biopsate zeigten die diagnostisch eindeutigen „Eulenaugen"-Virus-Einschlüsse und eine neunte zeigte zusätzlich intranukleare Einschlüsse, die auf Herpes simplex schließen lassen. Vier Biopsien zeigten das gleichzeitige Vorliegen einer Zytomegalie-Virusinfektion sowie einer Abstoßungsreaktion.
Drei Patienten verstarben an einer primären CMV-Pneumonitis, die auch in den Anfangsstadien für eine hohe Morbidität und Mortalität verantwortlich war. Heute sind jedoch primäre CMV-Infektionen selten geworden, da das Spenderkrankenhaus in Folge eines schnelles Latex-Agglinationstest Auskunft über den CMV-Statzs geben kann, bevor der Spender ausgewählt wird (Tab. 4). CMV-positive Organe werden jetzt nur noch in CMV-positive Empfänger eingepflanzt. Bei einem Spender ergab der Test ein falsch-negatives Ergebnis, das jedoch kurz nach der Operation entdeckt wurde. Bei einem Empfänger führte ein falsches, bei der Eignungsbeurteilung festgestelltes positiv-Ergebnis zu einer falschen Spenderauswahl. Beide Patienten wurden prophylaktisch sowie nach Erscheinen einer CMV-Infektion mit Hyperimmunglobulin (Zytotest) und Guanzyklovir (Syntex, UK) behandelt. Eine CMV-Pneumonitis konnte in Folge einer histologisch transbronchialen Lungenbiopsie-Überprüfung in 13 Fällen bestätigt werden.
Bei zwei Patienten entwickelte sich eine Pneumocystis carinii-Pneumonie. Einer der beiden Patienten verstarb, der andere erholte sich vollkommen. In beiden Fällen zeigte die transbronchiale Lungenbiopsie Pneumocystis carinii. Eine invasive pulmonale Aspergillus-Infektion bestätigte sich bei zwei Patienten – ein Patient erholte sich, während der andere, bei dem zusätzlich eine Bronchiektasie und ein Bronchiolitis obliterans festgestellt worden waren, starb. Aufgrund einer prophylaktischen Anwendung von 2 × 480 mg pro Tag Cotrimoxazol zusätzlich zu einer oralen oder intravenösen Applikation von Steroiden sind Pneumocystis carinii Infektionen sehr selten geworden. Eine disse-

Tabelle 4 Cytomegalie-Virus-(CMV) Status der Spender und Empfänger, angezeigt als positiv (+), negativ (–) und Ausgang

Nr.	Spender	Empfänger	CMV Unverträglichkeit	CMV Erkrankung	Ausgang
1.	+	–	Ja	primär	erholt
2.	+	+	Nein		
3.	–	+	Nein		
4.	–	+	Nein		
5.	+	–	Ja	primär	gestorben an CMV Pneumonitis
6.	+	+	Nein		
7.	–	–	Nein		
8.	+	–	Ja	nicht	
9.	+	–	Ja	primär	gestorben an CMV Pneumonitis
10.	–	–	Nein		
11.	–	+	Nein		
12.	–	+	Nein		
13.	+	+	Nein		
14.	+	–	Ja	primär	gestorben an CMV Pneumonitis
15.	–	–	Nein		
16.	+	–	Ja	primär	erholt
17.	+	–	Ja	primär	erholt
18	–	+	Nein		
19.	–	+	Nein		
20.		+	Nein		
21.	–	–	Nein		
22.	–	–	Nein		
23.	–	–	Nein		
24.	–	–	Nein	primär	gestorben an CMV-Abstoßungsreaktion
25.	–	+	Nein		
26.	+	–	Ja	primär	erholt
27.	–	+	Nein		
28.	–	+	Nein		
29.	–	–	Nein		
30.	–	+	Nein		
31.	–	+	Nein		
32.	+	+	Nein		
33.	–	–	Nein		
34.	+	+	Nein		
35.	+	+	Nein		
36.	+	+	Nein		
37.	+	–	Ja	primär	erholt
38.	+	+	Nein		
39.	+	+	Nein		
40.	+	+	Nein		
41.	+	+	Nein		

minierte Herpes simplex-Infektion mit finalem Ausgang trat bei einem Patienten auf, der auch rekurrente Abstoßungserscheinungen, CMV-Pneumonitis und Pseudomonas-Pneumonien aufwies.

Diskussion

Die kombinierte Herz-Lungen-Transplantation gehört heute zu den anerkannten Verfahren zur Behandlung von Patienten mit chronisch interstitiellen Erkrankungen und Atemwegserkrankungen, einer primären pulmonalarteriellen Hypertonie und von Patienten, die ein Eisenmenger-Syndrom aufweisen. Im 4. Bericht des internationalen Registers (1987) [12] betrug die auf 126 Herz-Lungen-Transplantationen basierende 1-Jahres-Überlebensrate 55% und die 2-Jahres-Überlebensrate 52%. Stanford berichtete kürzlich über eine 1-Jahres-Überlebensrate von 70% [13], die Pittsburgh-Gruppe von einer 1-Jahres-Überlebensrate von 52% [14]. Unsere momentane Überlebensrate liegt bei 78% im ersten Jahr und 68% im zweiten Jahr. Der häufigste Grund eines frühen Todes in unserer Reihe resultierte aus einer CMV-Unverträglichkeit zwischen Spender und Empfänger. Aufgrund des schnellen Latex-Agglutionations-Screening-Tests, welchem die Spender unterzogen werden, ist dieses nun sehr selten geworden. Sollte trotzdem eine CMV-Unverträglichkeit eintreten, sind die Applikation von Guancyclovir und Hyperimmunglobulin einsetzbar und wirksam.

Voraussetzung für die Weiterentwicklung des Herz-Lungen-Transplantations-Programms ist die Möglichkeit, von weiter entfernt liegenden Krankenhäusern Organe zu beschaffen. Die Pittburgh-Gruppe hat eine schlagende, beatmete, warme, isolierte Transplantat-Technik benutzt [14], während die Harefield-Gruppe den Einsatz eines kardio-pulmonalen Bypasses mit Ganzkörperhypothermie bevorzugt. Wir selbst entwickelten eine einfache Spültechnik zur Lungenkonservierung, welche wenig Ausrüstung bedarf. Die Prostacyclin-Infusion trägt wahrscheinlich maßgeblich zum Erfolg dieser Methode bei. Dieses basiert wahrscheinlich zum einen auf einer Vasodilatation der Pulmonalgefäße und erlaubt somit die Verteilung der Konservierungsflüssigkeit, auf der anderen Seite wird eine Thrombozytenablagerung verhindert. Die Stanford-Gruppe verwendet seit kurzem eine ähnliche Methode [15].

Daß Endomyokardbiopsien weniger ergiebig sind, läßt sich unter Umständen auf das Vorhandensein bronchus-assoziierter Lymphoid-Gewebe zurückführen, welche, so beobachtete Prop [16], den Grund für schwere Abstoßungsreaktionen von Rattenlungen darstellen. Beim Menschen ist es sehr wohl bekannt, daß eine pulmonale Abstoßungsreaktion auftreten kann, ohne daß gleichzeitig eine myokardiale Abstoßungsreaktion vorliegt [17, 18, 19]. Die Hinweise vermehren sich, daß eine Bronchiolitis obliterans eine Manifestation einer pulmonalen Abstoßungsreaktion darstellt [29]. Es scheint, als ob dies ebenfalls die Grundlage für die koronare Herzerkrankung darstellt, welche wir in zwei von unseren drei Todesfällen mit Bronchiolitis obliterans fanden. Die frühzeitige und adäquate Aufdeckung von akuten Abstoßungsreaktionen durch transbronchiale Lungenbiopsien ist deshalb unbedingt erforderlich und schlägt sich sicher in unserer relativ niedrigen Zahl von Bronchiolitis obliterans nieder. Die Nachfrage für Herz-Lungen-Transplantationen ist groß, und es ist anzunehmen, daß diese Nachfrage noch weiter steigt. Unsere Möglichkeiten sind jedoch durch den engen finanziellen Spielraum sowie durch die sporadische Verfügbarkeit geeigneter Spender begrenzt. Bedingt durch die Notwendigkeit, diese seltenen Ressourcen optimal zu verwenden, waren wir bislang nicht in der Lage, Notfall- und moribunden-Patienten die Möglichkeit einer Herz-Lungen-Transplantation anzubieten. Trotz dieser Einschränkungen werden die Zulassungskriterien jedoch ständig erweitert, so daß wir inzwischen auch Patienten, die sich früher bereits einer Thorakotomie bzw. einer Sterniotomie unterzogen hatten, aufgenommen haben. Mehrere Patienten mit einer cystischen Fibrose wurden bereits erfolgreich operiert und könnten in der Zukunft eine große potentielle Empfängergruppe darstellen. Im Laufe dieses Jahrzehnts ist die kombinierte Herz-Lungen-Transplantation zu einer etablierten Behandlungsmöglichkeit für Patienten geworden, die an einer Lungenerkrankung im Endstadium leiden. Wir hoffen, daß weitere Entwicklungen zu einer früheren Abstoßungs- und Infektionsbehandlung und einer daraus entstehenden Verbesserung der Überlebensrate führen werden.

Literatur

[1] Reitz, B. A., J. Wallwork, S. A. Hunt: Heart-lung transplantation. Successful therapy for patients with pulmonary vascular disease. N. Engl. J. Med. **306** (1982) 557–564.

[2] Jones, D. K., N. Cavarocchi, M. Hakim: A single flush technique for successfull distant organ procurement in heart-lung transplantation. J. Heart Transplantation **4** (1986) 614–617.

[3] Wallwork, J., D. K. Jones, N. Cavarocchi et al.: Distant procurement of organs for heart-lung transplantation using a single flush technique. Transplantation **44** (1987) 654–658.

[4] Higgenbottam, T., S. Stewart, A. Penketh et al.: The diagnosis of lung rejection and opportunistic infection by transbronchial biopsy. Transpl. Proc. (1987) 3777–3778.

[5] Wallwork, J., R. Williams, R. Y. Calne: Transplantation of liver, heart and lungs for primary biliary cirrhosis and primary pulmonary hypertension. Lancet. **II** (1987) 182–184.

[6] Jones, D. K., T. Higgenbottam, J. Wallwork: Treatment of primary pulmonary hypertension with intravenous Eoprostenol (Prostacyclin). Br. Heart. J. **57** (1987) 270–279.
[7] Scott, J. P., T. W. Higgenbottam, J. A. Hutter: Heart-lung transplantion for Cystic ibrosis. Lancet. **II** (1988). In Druck.
[8] Gray, J. J., B. Alvey, D. J. Smith, T. G. Wrighhitt: Evaluation of a commercial latex agglutination test for detecting antibodies to Cytomegalovirus in irgan donors and transplant recipients. J. Virol. Methods **16** (1987) 13–20.
[9] Jamieson, S. W., E. B. Stinson, P. E. Oyer: Operative techniques for heart-lung transplantation. J. Thoracic Cardiovasc. Surg. **87** (1984) 930–935.
[10] Hakim, M., T. Higgenbottam, T. A. H. English et al.: Distant procurement and preservation of heart-lung homografts. Transpl. Proc. (1987) 3535–3536.
[11] Scott, J. P., C. Clelland, T. W. Higenbottam et al.: The natural history of Obliterative Bronchiolitis. Trans. Proc. **20** (1988). In Druck.
[12] Kaye, M. P.: The registry of the international society for heart tranplantation: Fourth official report, 1987. J. Heart Transplantation **6** (1987) 63–67.
[13] Burke, C. M., J. C. Balwin, A. J. Morris: Twenty-eight cases of human heart-lung transplantation. Lancet. **I** (1986) 517–519.
[14] Griffith, B. P., R. L. Hardesty, A. Trento: Heart-lung transplantation: lessons learned and future hopes. Annals of Thoracic Surgery **43** (1987) 6–16.
[15] Baldwin, J. C., W. H. Frist, T. D. Starkey: Distant raft procurement for combined heart and lung transplantation using pulmonary artery flush and simple topical hypothermia for graft preservation. Annals of Thoracic Surgery **43** (1987) 670–673.
[16] Prop, J., K. Kuijpers, A. H. Pereson et al.: Why are lung allografts more vigorously rejected than hearts? J. Heart Transplantation **4** (1985) 433–436.
[17] Cooper, D. T. C., D. Novitzky, A. G. Rose et al.: Acute pulmonary rejection preceeds cardiac rejection following heart-lung transplantation in a primate model. J. Heart Transplantation **5** (1986) 29–32.
[18] Scott, W. C., A. Haverick, M. E. Billingham: Lethal rejection of the lung without significant rejection in primate heart-lung allografts. J. Heart Transplantation **4** (1984) 33–39.
[19] McGregor, C. G. A., J. C. Baldwin, S. W. Jamieson et al.: Isolated pulmonary rejection after combined heart-lung transplantation. J. Thorac. Cardiovasc. Surg. **90** (1985) 623–630.
[20] Burke, C. M., J. Theodore, K. D. Dawkins et al.: Post-transplant obliterative bronchiolitis and other late lung sequelae in human heart-lung tranplantation. Chest **86** (1984) 824–829.

Lungentransplantation – Erfahrungen der Toronto-Gruppe

R. J. Ginsberg, G. A. Patterson, R. Grossman, M. Goldberg, V. Maurer, T. R. Todd, J. D. Cooper, F. G. Pearson

Im Jahre 1951 berichteten Juvenelle et al. [1] und Metrus [2] unabhängig voneinander über eine Pneumonektomie mit einer erfolgreich verlaufenden Wiedereinpflanzung eines homologen Lungentransplantats bei Hunden. 1954 benutzten Hardin und Kittel [3] das Hundemodell, um zu zeigen, daß auch ein Heterotransplantat erfolgreich eingepflanzt werden kann.

Hardy [4] berichtete 1963 über die erste Transplantation eines menschlichen Lungenflügels. Obgleich der Patient nur 18 Tage überlebte, wurde durch diesen Eingriff die Durchführbarkeit einer unilateralen Lungentransplantation beim Menschen bewiesen. Daraufhin wurden in vielen Zentren unilaterale Lungentransplantationen durchgeführt, jedoch alle erfolglos. Der erste mittlere Erfolg stellte sich erst 1971 ein. Derom [5] transplantierte einen Patienten, der an einer Silikose litt. Dieser Patient überlebte 10 Monate, darunter 2 Monate außerhalb des Krankenhauses und starb schließlich an den Folgen chronischer Abstoßung sowie an einer Sepsis.

Vor unserer ersten erfolgreichen unilateralen Lungentransplantation 1983, wurden mindestens 40 unilaterale Lungentransplantationen durchgeführt, jedoch ohne klinischen Langzeiterfolg. Die Arbeit von Reitz et al. [6] über eine erfolgreiche Herz-Lungen-Transplantation demonstrierte, daß eine Lungentransplantation möglich war und eine voll funktionsfähige Lunge mit normalem Gasaustausch erreicht werden könne.

Unsere eigenen Versuche auf dem Gebiet der Lungentransplantation begannen 1963, als in unseren Laboratorien ein Modell zur Heilung der bronchialen Anastomose, einer der Hauptprobleme bei einer unilateralen Lungentransplantation, entwickelt wurde. Wir konnten damals nachweisen, daß bei Hunden das Erreichen einer normalen bronchialen Revaskularisation bis zu 6 Wochen dauert [7]. Nachfolgende Untersuchungen zeigten, daß der Heilungsablauf durch Kortikosteroide beeinträchtigt wird [8]. Nachdem 1978 in unserem Zentrum eine versuchte unilaterale Transplantation einer menschlichen Lunge an einer Sepsis sowie an einer bronchialen Nahtinsuffizienz scheiterte [9], führten unsere weiteren Anstrengungen, eine Beschleunigung der bronchialen Revaskularisation zu erhalten, zu der Verwendung des Omentums, um die bronchiale

Anastomose zu schützen [10]. Nachdem neuere immunsuppressive Pharmaka (Cyclosporin und Antilymphocyten-Globulin) erhältlich waren, waren Kortikosteroide, die bislang in der Frühphase der Transplantation eingesetzt worden waren, nicht mehr essentiell.
1982 unterzogen wir einen an einer akuten Paraquat-Vergiftung leidenden Patienten einer Reihe von bilateralen Lungentransplantationen und konnten dabei unter Beweis stellen, daß das Omentum zum Schutz der bronchialen Anastomose erfolgreich benutzt werden kann. Obwohl der Patient an einer chronischen Paraquatmyopathie starb, überlebten beide Lungenflügel und blieben voll funktionsfähig [11].
Aufgrund unserer experimentellen sowie klinischen Erfahrungen über Lungentransplantationen, stellten wir ein Lungentransplantationsprogramm für nach strengen Auswahlkriterien ausgesuchte, an einer irreversiblen Lungenerkrankung leidende Patienten auf. 1983 führten wir die erste erfolgreiche Lungentransplantation durch, nach der der Patient länger als 10 Monate lebte [12].

Unilaterale Lungentransplantation

Empfängerkriterien

Die unilaterale Lungentransplantation ist reserviert für Patienten mit einer progressiven Lungenfibrosierung, die eine Sauerstoffdauertherapie benötigen und eine Abnahme der Sauerstoffsättigung unter Belastung zeigen. Die geschätzte Überlebensdauer für diese Patienten liegt bei weniger als einem Jahr. Diese Patienten werden einer eingehenden physischen und psychologischen Untersuchung unterzogen. Liegt eine bedeutende Systemerkrankung oder eine psychologische Instabilität vor, so führt dieses häufig zum Ausschluß aus dem Programm. Patienten, die Kortikosteroide benötigen, werden ausgeschlossen. Die Patienten müssen jünger als 60 Jahre sein und eine relativ normale Herzfunktion aufweisen. Ein Rehabilitationsprogramm zur Stärkung des Herz-Lungensystems wird nach Zulassung zum Programm angeordnet.

Spenderauswahl

Kommt ein Spender für eine mögliche Transplantation in Frage, so wird er auf mögliche Krankheiten wie Diabetes mellitus, Sepsis, vorbestehende Lungenerkrankungen und Hypertonie untersucht. Ein Vergleich der Größe zwischen Spendern und Empfängern ist sehr wichtig (innerhalb 20 kg oder 0,5 qm). Die geschätzte totale Lungenkapazität sollte 500 ml zwischen Spender und

Empfänger nicht überschreiten, gemessen anhand des transversalen Brustdurchmessers in Höhe der Zwerchfellkuppel sowie der senkrechten Abmessung von Spitze zur Zwerchfellkuppel. Eine Histokompatibilitätsprüfung beschränkt sich auf ABO.
Eine Bronchoskopie zur Beurteilung des Ausmaßes einer etwaigen, bereits bestehenden Infektion wird vorgenommen. Dem Spender werden Antibiotika verabreicht, sofern diese aufgrund der Ergebnisse einer Gramfärbung einer vor der Entnahme durchgeführten Bronchiallavage und eines Bronchialabstriches für erforderlich erachtet werden. Der Gasaustausch wird abgeschätzt, wobei ein mindest Sauerstoffpartialdruck von 30 kPa bei einem FIO2 von 100% und einem PEEP von 5 cm H20 erforderlich sind. Vor der Entnahme der Lunge wird durch eine restriktive Flüssigkeitsbilanzierung alles unternommen, um die Entstehung eines Lungenödems zu verhindern.

Operatives Vorgehen [13]

In den Frühstadien unserer Forschungstätigkeit wurden die Spender in unser Krankenhaus gebracht. Der Spender und die Empfänger wurden dann in zwei aneinandergrenzenden OP-Sälen vorbereitet, in denen auch die Entnahme bzw. die Einpflanzung stattfand. Momentan wird die Entnahme der Spenderlunge nicht mehr bei uns vor Ort durchgeführt. Damals wie heute wird die atelektatische Lunge zur Konservierung in kalte „Collin-Lösung" (4 Grad Celsius) eingetaucht. Die höchste zulässige Ischämiezeit beträgt vier Stunden. Kürzlich haben wir sowohl experimentell wie auch in der klinischen Anwendung eine Perfusion der Lunge mit PGE 1 und Euro-Collin-Lösung vorgenommen. Das Herz wird vor der Entnahme der Lunge zur getrennten Herzimplantation entfernt. Bei der Entnahme der Spenderlungen ist darauf zu achten, daß ein Teil des linken Atriums erhalten bleibt. Zur Transplantation bevorzugen wir überwiegend den linken Lungenflügel. Es wurde aber auch zweimal ein rechter Lungenflügel mit Erfolg transplantiert. Der Empfänger wird einer intraperikardialen Pneumonektomie unterzogen, wobei eine ausreichende Länge der Pulmonalarterie, der Venen sowie des Hauptbronchus intakt gelassen werden. In den meisten Fällen ist bei der Anästhesie die Ventilation einer Lunge ausreichend. Verträgt der Empfänger jedoch die Ventilation von nur einer Lunge oder aber das Abklemmen der ipsilateralen Pulmonalarterie nicht, so erfolgt die Anlage eines partiellen veno-arteriellen-Bypass über einen femoralen Zugang. Die Transplantation erfolgt durch eine segmentielle Anastomosierung der gemeinsamen Vorhofmanschette, der Pulmonalarterie und des Hauptbronchus. Das Omentum, das vorher als gestieltes Präparat vom oberen Abdomen her durch ein Loch im Zwerchfell in das Mediastinum hindurchgeschoben wurde, wird anschließend um die Bronchialanastomose gewickelt.

Postoperative Maßnahmen

Die anfängliche Immunsuppression beinhaltet die täglichen Gaben von Cyclosporin, Azathioprin und antilymphocyte Antiglobulin. Der Patient wird postoperativ maschinell beatmet, wobei gemäß üblicher Kriterien eine frühe Extubation angestrebt wird. Eine Abstoßungsreaktion läßt sich aufgrund klinischer Erscheinungen schwer diagnostizieren. Wir stützen uns hauptsächlich auf die Aussagen der Röntgen-Thorax-Aufnahmen, Fieber oder zunehmender Hypoxämie als Indizien für eine Abstoßungsreaktion. Infektionen werden, sofern möglich, ausgeschlossen. Bislang erwiesen sich eine bronchoalveoläre Lavage oder Lungen-Scans bei der Feststellung einer möglichen Abstoßung als wenig aussagekräftig. Eine Abstoßung wird mit einer dreitägigen intravenösen Bolus-Applikation von Methylprednison behandelt. Zwei bis drei Wochen nach dem Eingriff wird schließlich mit einer Dauerimmunsuppression mit Cyclosporin, Azathioprin und Prednison begonnen.

Ergebnisse

Seit 1983 haben wir bislang 15 unilaterale Lungentransplantationen bei Lungenfibrose vorgenommen. Es waren vier postoperative Todesfälle zu beklagen, die in drei Fällen auf eine ungenügende Spenderauswahl zurückgeführt werden konnten. Ein Patient erlitt eine massive venöse Luftembolie unmittelbar nach dem Entfernen eines zentralen Venenkatheters. Zusätzlich waren zwei spätere Todesfälle zu verzeichnen – mit chronischer Abstoßungsreaktion, Infektion [1] und Lymphomen [1]. Die bisher längste Überlebenszeit beträgt inzwischen vier Jahre. Regelmäßige Untersuchungen der Lungenfunktion zeigen keinen signifikanten Verlust der Funktion einer transplantierten Lunge. Alle Überlebende erreichten wieder normale Aktivitäts-Bereiche, ohne jedoch eine zusätzliche Sauerstofftherapie zu benötigen. Bei zwei Patienten entwickelte sich eine endobronchiale Stenose, die das bronchoskopische Einsetzen einer 8 mm langen Endobronchialschiene aus Silastik erforderlich machte.

Bilaterale Lungentransplantationen

Wir haben ein Programm zur Transplantation beider Lungenflügel entwickelt, um Patienten mit Emphysem oder bilateralen Lungeninfektionen, z. B. Bronchiektasien oder cystischer Fibrose, zu behandeln. Experimentell wurde nachgewiesen, daß es bei Hunden und Affen möglich ist, beide Lungenflügel zu transplantieren und dabei das Empfängerherz zu belassen. Hierbei werden das linke Atrium, die Pulmonalarterien und die Trachea anastomisiert. Unser klinisches Programm begann 1986.

Spender- und Empfängerauswahl

Die Spender- und Empfängerauswahl verläuft ähnlich der für eine unilaterale Lungentransplantation. Die Empfänger müssen eine normale oder wiederherstellbare Herzfunktion aufweisen. Die genaue Bedeutung einer bilateralen Lungentransplantation bei einer primären pulmonal-arteriellen Hypertonie mit einer wiederherstellbaren Rechtsherzfunktion ist bislang unbekannt.

Operatives Vorgehen

Die Vorgehensweise, beide Lungenflügel zu entnehmen und das Herz für ein zweites Transplantat zu erhalten, wurde bis ins Detail ausgearbeitet [14]. Das bilaterale Lungentransplantat umfaßt Trachea, eine kurze Manschette des Truncus pulmonalis sowie eine kurze Manschette des linken Vorhofs. Der Empfänger wird an eine Herz-Lungen-Maschine angeschlossen, nachdem das Omentum und die Lungen mobilisiert wurden. Die Lungenflügel werden getrennt entnommen, worauf dabei geachtet wird, Pulmonalarterien, Vorhof und Trachea des Spenders zu erhalten.
Die Implantation geschieht in der folgenden Reihenfolge: Anastomisierung der Trachea, des Atriums und schließlich der Pulmonalarterien.

Postoperative Therapiemaßnahmen

Das Regime der Immunsuppression und der postoperativen Pflege erfolgt wie nach einer unilateralen Lungentransplantation. Eine frühzeitige Extubation wird angestrebt. Abstoßungsreaktionen werden überwacht durch Röntgen-Thorax-Aufnahmen, durch die arterielle Sauerstoffsättigung und durch die Körpertemperatur.
Wir haben bislang neun bilaterale Lungentransplantationen durchgeführt. Einen Patienten verloren wir in der Frühphase an einer Nekrose der Spendertrachea und beider Hauptbronchien. Alle anderen Patienten haben überlebt. Ein Patient weist eine kurze ischämische Striktur im Bereich des proximalen linken Hauptbronchus auf, die geschient werden mußte.

Herz-Lungen-Transplantationen

In kleinem Umfang haben wir auf dem Gebiet der Herz-Lungen-Transplantation Erfahrung gesammelt, hauptsächlich zur Behandlung von Lungenerkrankungen, besonders einer primären pulmonal-arteriellen Hypertonie. Alle diese Patienten wiesen gleichzeitig eine Lungenerkrankung sowie ein konsekutives Rechtsherzversagen auf. Von sieben Patienten hatten wir drei postoperative Todesfälle sowie zwei Todesfälle in der Spätphase als Folge einer fortschreitenden Bronchiolitis obliterans zu beklagen. Zwei Patienten leben nach zwei Jahren noch, beide weisen eine leichte Form der Bronchiolitis obliterans auf.

Zusammenfassung

Die „Toronto-Lung-Transplant-Group" weist eine Erfahrung von über 30 Transplantationen bei Lungenerkrankungen auf. Durch die Langzeitüberlebensrate unserer unilateralen Lungentransplantations-Patienten werden wir stark zu weiteren Transplantationen ermutigt. Der letztliche Wert einer bilateralen Lungentransplantation ist bis jetzt unbekannt, aber unsere ersten Ergebnisse sind ebenfalls ermutigend. Das Problem der Heilung der bronchialen Anastomose wurde zumindestens teilweise durch die Verwendung des Omentums gelöst. Trotzdem haben einige unserer Patienten ischämische Reaktionen entwickelt – ohne die Dehiszenz, aufgrund des Schutzes durch das Omentum. Einige dieser Patienten entwickelten Narbenstrikturen, welche eine intraluminale Schienung erforderlich machten. Bevor dieses Problem völlig beseitigt werden kann, müssen weitere Methoden zur Verbesserung der bronchialen Durchblutung in der ersten postoperativen Periode entwickelt werden. Eine Immunsuppression ohne Steroide in der ersten postoperativen Periode (mit der Ausnahme der Bolus-Injektionen bei Abstoßungsreaktionen) ist durchführbar sowie vernünftig und hilft gleichzeitig die Probleme einer Sepsis und einer bronchialen Dehiszenz zu vermeiden.

Literatur

[1] Juvenelle, A., C. Citret, C. E. Wiles et al.: Pneumonectomy with reimplantation of the lung in the dog for physiologic study. J. Thorac. Cardiovasc. Surg. **21** (1951) 111–115.

[2] Metrus, H.: Note preliminaire sur la graffe totale du poumon chez le chien. French Academy of Science, October 30, 1950, 1176–77.

[3] Hardin, C. A., C. F. Kittle: Experiences with transplantation of the lung. Science **119** (1954) 97–98.

[4] Hardy, J. D., W. R. Webb, M. L. Dalton et al.: Lung transplantation in man. JAMA **186** (1963) 1065–1074.

[5] Derom, F., F. Barbiere, S. Ringoir et al.: Ten month survival after lung homotransplantation in man. J. Thorac. Cardiovasc. Surg. **61** (1971) 835–846.

[6] Reitz, V. A., J. L. Wallwork, S. A. Hung et al.: Heart-Lung transplantation – successful therapy for patients with pulmonary vascular disease. N. Engl. J. Med. **306** (1982) 557–564.

[7] Stone, R. M., R. J. Ginsberg, R. F. Colapinto, F. G. Pearson: Bronchial artery regeneration after radical hilar stripping. Surgical Forum **17** (1966) 109.

[8] Lima, O., J. D. Cooper, W. J. Peters et al.: Effects of methylprednisolone and azothiaprine on bronchial healing following lung autotransplantation. J. Thorac. Cardiovasc. Surg. **82** (1980) 211–215.

[9] Nelems, J. M., A. S. Rebuck, J. D. Cooper et al.: Human lung transplantation. Chest **78** (1980) 569–573.
[10] Morgan, E., O. Lima, M. Goldberg et al.: Improved bronchial healing in canine left lung reimplantation using omentopedical wrap. J. Thorac. Cardiovasc. Surg. **85** (1982) 134–139.
[11] Toronto Lung Transplant Group: Sequential bilateral lung transplantation for paraquat poisoning. J. Thorac. Cardiovasc. Surg. **89** (1985) 734–742.
[12] Toronto Lung Transplant Group: Unilateral lung transplantation for pulmonary fibrosis. NEJM **314** (1986) 1140–1145.
[13] Cooper, J. D., F. G. Pearson, G. A. Patterson et al.: Technique of successful lung transplantation in humans. J. Thorac. Cardiovasc. Surg. **93** (1987) 173–181.
[14] Patterson, G. A., J. D. Cooper, B. Goldman et al.: Techniques of successful clinical double lung transplantation. Ann. Thor. Surg. In Druck.

FSC
www.fsc.org
MIX
Papier | Fördert gute Waldnutzung
FSC® C083411

Zeitfracht Medien GmbH
Ferdinand-Jühlke-Straße 7
99095 Erfurt, Deutschland
produktsicherheit@kolibri360.de